T'U CH'UAN

ALEÍJOS

T'U CH'UAN
GRÜNE WUNDERDROGE TEE

Schicksal einer Heilpflanze in fünf Jahrtausenden

WILHELM BRAUMÜLLER
Universitäts-Verlagsbuchhandlung Ges. m. b. H.
A-1092 Wien

CIP-Titelaufnahme der Deutschen Bibliothek

Aleijos:
T'u-ch'uan, grüne Wunderdroge Tee: Schicksal e. Heilpflanze in 5 Jahrtausenden / Aleijos. — 3. Aufl. — Wien: Braumüller, 1991

ISBN 3-7003-0914 7

3. Auflage

ISBN 3 7003 0914 7

Druck: Novographic, A-1238 Wien

DAS ZEICHEN CH'UAN IST EINES DER ÄLTESTEN SYMBOLE DER CHINESISCHEN SPRACHE, SOWOHL FÜR DEN TEESTRAUCH ALS FÜR DAS AUS SEINEN BLÄTTERN BEREITETE GETRÄNK UND WIRD ALS SOLCHES BEREITS VON KUO P'O (276—324 N. CHR.) ERWÄHNT.

DIESE BEZEICHNUNG WAR VOR ALLEM IN DER PROVINZ SZECHUAN GEBRÄUCHLICH, WELCHE LU YÜ IN SEINER DREIBÄNDIGEN ILLUSTRIERTEN „HEILIGEN SCHRIFT VOM TEE" (ERSCHIENEN IM JAHR 780 N. CHR.), ALS DIE EIGENTLICHE HEIMAT DES MEDIZINELLEN TEES BEZEICHNET.

MIT DEM NOCH ÄLTEREN ZEICHEN T'U WURDEN DIE BLATTKNOSPEN DER ERSTEN ERNTE DES JAHRES UMSCHRIEBEN.

DIE VERBINDUNG BEIDER BEZEICHNUNGEN IM TITEL DIESER SCHRIFT SOLL DEN GRÜNEN TEE IN SEINER URSPRÜNGLICHEN, ALS HEILTRANK VOR JAHRTAUSENDEN DARGEREICHTEN FORM VERSINNBILDLICHEN.

FÜR
PETER

VORWORT ZUR ZWEITEN AUFLAGE

Das steigende Interesse in den letzten Jahren innerhalb des deutschsprachigen Leserkreises für eine seriöse, wissenschaftlich begründete Literatur über den Tee und seine eigentliche Bedeutung, ließ es als notwendig erscheinen, eine Neuauflage des vorliegenden Werkes zu publizieren. Es sei somit bestätigt, daß die Absicht des Autors, dem T'u Ch'uan seinen ursprünglichen Platz als *das* geistige Aktivitäten fördernde Medizinalgetränk wiederzugeben, berechtigten Anklang gefunden hat.

Leider war es dem Verfasser nicht mehr vergönnt, diesen Erfolg seiner langjährigen Forschungsarbeit zu erleben. Der unter dem Pseudonym *Aleijos* wirkende Leiter einer Versuchsstation zur Akklimatisierung von Medizinalgewächsen in Uruguay, Südamerika, Aleks Pontvik, ist am 10. Oktober 1979 daselbst verschieden.

Ab 1940 entwickelte A. Pontvik in seinem Heimatland Schweden eine neuartige Musiktherapie, welche unter der Bezeichnung Psychorhythmie bekannt wurde. Es handelte sich hierbei um den ersten Versuch dieses Jahrhunderts in Europa, den seelischen Einfluß der Musik mit Hilfe eines spezialgebauten Instrumentes, des Psychochords, zu untersuchen und praktisch anzuwenden. Das Resultat der gesammelten Erfahrungen wurde in drei Büchern beschrieben, und zwar: „Grundgedanken zur psychischen Heilwirkung der Musik", „Heilen durch Musik" und „Der tönende Mensch" (alle vergriffen).

Im Jahre 1963 ließ sich der Autor in Uruguay nieder und wandte sich einem völlig anderen Arbeitsgebiet zu, jenem der Studien von Heilpflanzen, insbesondere der Camellia Sinensis (chinesischer Teestrauch).

Der gemeinschaftliche Nenner dieser beiden großen Lebensaufgaben A. Pontviks war sein ständiges Streben, dem modernen, von der Umwelt überforderten Menschen zu helfen, das innere Gleichgewicht wiederzuerlangen.

Montevideo, im Januar 1987 *Peter Pontvik*

Diese Arbeit entstand als Kommentar zu den vom Autor seit 1963 durchgeführten Untersuchungen über CAMELLIA SINENSIS.* Sie bemüht sich um eine Rehabilitierung des durch die CAMELLIA ASSAMICA verdrängten *chinesischen* Teestrauches ** bzw. um eine Renaissance der aus seinen Blättern aufbereiteten *grünen* Droge als einem *Remedium des Geistes.*

Der Autor nimmt an dieser Stelle die Gelegenheit wahr, um seinen Dank auszusprechen für den wertvollen Beistand, den er während des Entstehens dieser Arbeit im Laufe der Jahre durch eine Reihe von Persönlichkeiten und Institutionen in verschiedenen Ländern der Erde erfahren hat.

Für persönliche Hinweise und Informationen:

Professor *Siao-Jong Li,* Department of Botany, National Taiwan University, Taipei, Taiwan.

Professor *Siao-Yu,* Centro de Cultura Chino en el Uruguay, Montevideo, Uruguay.

Professor Dr. *Teiji Ukai,* Shizuoka College of Pharmacy, Shizuoka, Japan.

Professor *Eiichi Hayashi,* Shizuoka College of Pharmacy, Shizuoka, Japan.

Professor Dr. *M. A. Iyengar,* Department of Pharmacy, Kasturba, Medical College, Manipal (Mysore), Indien.

Dr. *C. C. Chen,* Yu-chih Tea Experiment Station, Sun-Moon Lake, Nantou, Taiwan.

Direktor *C. T. Wu,* Taiwan Tea Experiment Station, Pushin, Yangmei, Taoyuan, Taiwan.

---

* Die Ergebnisse der praktischen Versuche wurden im Rahmen einer separaten Abhandlung dargelegt.

** Hierzu sollen auch die Hybriden mit überwiegenden Merkmalen desselben gerechnet werden.

Dr. *Muneyuki Nakagawa,* Chief of the Chemical Laboratory, National Research Institute of Tea, Shizuoka, Japan.

Dr. *Na Chi,* Taipei, Taiwan.

Dr. *Yang Yi-Feng,* Taipei, Hsiang, Taiwan.

Doktoren *Paul* und *Ulrike Unschuld,* München, Bundesrepublik Deutschland.

Dr. C. Agrarias *Renato Chini,* INTA, Estación Experimental Agropecuaria de Misiones, Cerro Azul, Misiones, Argentinien.

Ing. Agr. *José Kairiyama,* Oberá, Misiones, Argentinien.

Ing. Agr. *Jorge Alba Posse,* Oberá, Misiones, Argentinien.

Herrn *Pedro Kutsche,* früherer Geschäftsführer der Cámara de Elaboradores de Té Argentino, Oberá, Misiones, Argentinien.

Konsul *Einar Sand,* Teepflanzer und -produzent, Guaraní, Misiones, Argentinien.

Herrn *Pablo Navajas-Artaza,* Teepflanzer und -produzent, Las Marias, Corrientes, Argentinien.

Direktor *Juan Foerster,* Gründer des Museo de Ciencias Naturales, Dos de Mayo, Misiones, Argentinien.

Servicio de Investigaciones y Promoción Agraria, Lima, Perú.

Decanato de la Facultad de Agronomia, Universidad Nacional de San Antonio Abad del Cuzco, Cuzco, Perú.

Turkish State Monopolies, Ankara, Türkei.

Sucesores de Jorge Naville, Villarrica, Paraguay.

Herrn *Alberto* und Frau *Clemence Roth,* Yerba-mate-Produzenten, Santo Pipó, Misiones, Argentinien.

Herrn *Julio Marqués,* Sta. Ana, Misiones, Argentinien.

Für die Besorgung fachwissenschaftlicher Literatur:

Tea Research Station, Ministry of Agriculture and Forestry, Shizuoka, Japan.

Staatsbibliothek Preussischer Kulturbesitz, Marburg/Lahn und Berlin, Bundesrepublik Deutschland.

Frau *Yvonne Bayerdörfer,* Ciba-Geigy A. G., Basel, Schweiz.

Mr. *K. Khisha,* Erster Sekretär der Indischen Botschaft, Buenos Aires, Argentinien.

Universitetsbiblioteket Uppsala, Uppsala, Schweden.

Botaniska Trädgården, Uppsala Universitet, Uppsala, Schweden.

L'Institut Pasteur de Tunis, Tunis, Tunesien.

Koninklijk Institut voor de Tropen, Amsterdam, Niederlande.

Universitätsbibliothek Kyoto, Japan.

Bibliotèque de la Faculté de Médicine, Université de Paris, Frankreich.

Bibliothek des Instituto Botanico della Universitá di Pavia, Italien.

Bibliothek der Eidgenössischen Technischen Hochschule, Zürich, Schweiz.

Universitätsbibliothek Erlangen, Bundesrepublik Deutschland.

Bibliothek der Philosophischen Fakultät der Universität Heidelberg, Bundesrepublik Deutschland.

Süd-Asien-Institut der Universität Heidelberg, Bundesrepublik Deutschland.

The University Library, University of California, Davis, California, USA.

Cooperativa Agrícola, Oberá, Misiones, Argentinien.

Banco Industrial de la República Argentina, Buenos Aires, Argentinien.

Herrn Pharmazeuten *W. E. Wolansky,* Trappenkamp, Bundesrepublik Deutschland, für die Übersetzung russischer Texte.

Meiner Frau *Gerd Harriet* sage ich Dank für tatkräftige Mitarbeit am Zustandekommen des Manuskriptes, vor allem für die Bearbeitung des Literaturverzeichnisses.

Unserem ältesten Sohn *Peter,* dem diese Arbeit gewidmet ist, danke ich für seine intensive Mitarbeit, insbesondere als hilfsbereiter Begleiter auf Reisen und während Studienaufenthalten in Misiones (Argentinien).

Buenos Aires, im Mai 1975. D. V.

Mit Rücksicht darauf, daß die chinesischen und japanischen Eigennamen in jeder Sprache anders buchstabiert werden, die Literaturquellen für diese Arbeit jedoch aus zehn verschiedenen Sprachen herstammen, war die Möglichkeit einer einheitlichen Orthographie dieser Eigennamen nicht gegeben.

INHALTSVERZEICHNIS

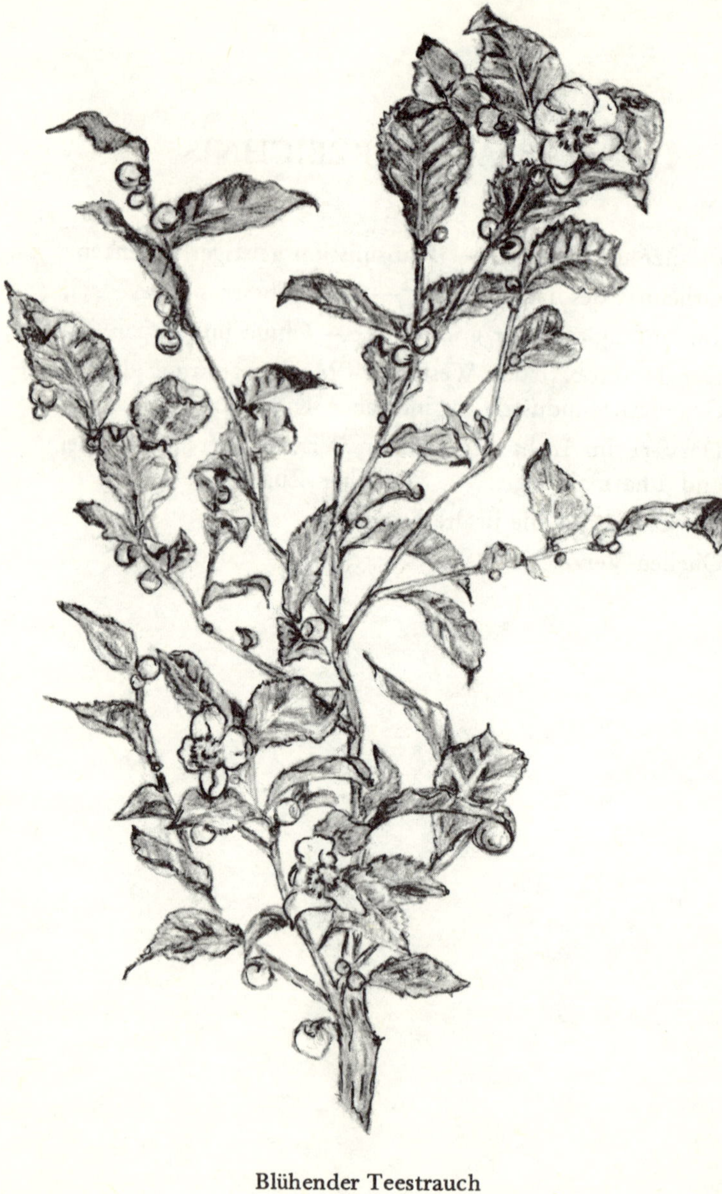

Blühender Teestrauch

I. PFLANZE UND MENSCH — TRANSMISSION GEISTIGER POTENZEN

Pflanzliche Energien haben ganze Epochen in der Geschichte der Menschheit zu beeinflussen und zu formen vermocht. Indem sie in die inneren Bereiche des Menschen Eintritt fanden, konnten sie seine geistige Welt durchdringen.

Man kann die Pflanzenwelt als Lebensform naturwissenschaftlich erklären. Innerhalb der als solche bezeichneten exakten Wissenschaften wechseln jedoch Ergebnisse und Erkenntnisse mit den Epochen. Vieles was gestern als sakrosant erklärt worden ist, kann heute bereits in den Bereich eines berechtigten Zweifels gelangen und wird übermorgen möglicherweise als „überwundener Standpunkt" notiert. Oder umgekehrt: Uralte Erkenntnisse geraten im Licht neuester Forschungen in den Kreis der Aufmerksamkeit.

Dieses sind Vorgänge, die sich für den objektiven Beobachter anhand historischer und biographischer Unterlagen an einer überwältigenden Anzahl von Beispielen unschwer belegen lassen. Es darf nicht unbeachtet bleiben, daß nach rein analytischen Arbeitsweisen gezogene Schlußfolgerungen, die sich ausschließlich auf die Welt der Phänomene gründen, immer den Zug der Einseitigkeit tragen müssen. Durch die ihnen charakteristische Versonderung, die sich aus der Relativität zeitqualitativer Elemente ableitet, wird eine Erfassung der Pflanze als Ganzheit verunmöglicht.

Seit Mitte des 19. Jahrhunderts haben sich naturwissenschaftliche Forscher damit beschäftigt, die Existenz eines Empfindungslebens der Pflanze unter Beweis zu stellen. FECHNER (1801—1887) war bemüht, die Betrachtung der Pflanzenwelt als rein vegetative Daseinsform zu korrigieren, indem er das Vorhandensein einer psychischen Organisation der Pflanze auch experimentell aufzuzeigen versuchte.[1] Diese Hypothese konnte Anfang des Jahrhunderts durch den indischen Forscher BOSE aufgrund eingehender Laboratoriumsversuche bestätigt werden.[2] Spätere Arbeiten, die in den USA (BACKSTER), in Dänemark (GOOS), in Brasilien (ANDRADE) wie auch in Rußland entstanden sind, erbrachten weitere überraschende Details, die zur Erhärtung der Beobachtungen BOSES geführt haben. „Diese Untersuchungen", schreibt NIHLÉN, „werden vielleicht ein ganz neues Verhältnis (des Menschen) zu den Gewächsen hervorzwingen — anstelle der ausschließlich pragmatischen und zweckmäßigen Beziehung zu einer Pflanze beginnen wir vielleicht eines Tages diese in moralischen Thermen zu erleben." [3] *

Alle diese Studien über die konstitutionell bedingten Gegebenheiten der Pflanze, wie beispielsweise ihr sensibles Reaktionsvermögen bei provozierten Reizphänomenen, haben als Ausgangspunkt die physische Organisation des Menschen — d. h. die Pflanze wird am Maßstab einer nur durch diese sich ergebenden Vergleichsmöglichkeit konfrontiert, eingeordnet, beurteilt und bewertet. Damit wird derselbe Irrtum begangen, dem die Tierpsychologie verfällt, indem sie sich für ihre Forschung der Normen menschlichen Verhaltens als Grundlage bedient. Es ist dies die gleiche Denkungsart, welche unseren Kindern sinnigerweise Elefanten, Schweinchen und Enten in Menschengestalt anbietet, indem diese in Verhaltensformen eingekleidet erscheinen, die typisch menschliche sind. Mit dem Verharren auf einem solchen Standpunkt als Arbeitshypothese erschöpfen sich die Möglichkeiten der Naturwissenschaften, in das eigentliche *Wesen* der Pflanze einzudringen und den tieferen Sinn ihrer Erscheinung zu ergründen.

Andere Erscheinungsformen von Geistigkeit als die seiner eigenen sind der diskursiven Denkungsweise des heutigen Menschen unvorstellbar.

Mit der *Phytosophie,* jener Schau, die durch die Mythologie befruchtet wurde, ist dem Menschen ein Weg zur Erkenntnis des geistigen

---

* TOMPKINS und BIRD haben in einer vielbeachteten Veröffentlichung „*Das geheime Leben der Pflanzen*" (in deutscher Übersetzung erschienen im Verlag Scherz, Bern und München, 1973) versucht, die neuesten Ergebnisse auf dem Gebiet der Pflanzenpsychologie zusammenzutragen. Die mehr oder weniger sensationelle Darstellung des Materials ist auf Breitenwirkung ausgerichtet, ein Umstand, der nicht dazu beiträgt, die Seriosität dieser Bucherscheinung in allen Teilen glaubwürdig zu machen.

Aspektes der Pflanzenwelt aufgezeigt. Eine solche Sicht hat beispielsweise in den ersten Jahrzehnten dieses Jahrhunderts, und zwar in den Arbeiten eines Naturwissenschaftlers, ihren Niederschlag gefunden: FRANCÉ introduzierte in einer überzeugenden Darstellung *das Lebewesen Pflanze als geistige Erscheinung.*[4] Er hat in diesem Zusammenhang einige, für seine Zeit sehr geniale Gedanken entwickelt. FRANCÉ weist darauf hin, daß die Größen und Werte der Pflanzenwelt den menschlichen inkommensurabel sind, daß die Pflanze sich entwicklungsgeschichtlich in einer völlig anderen Richtung vervollkommnet hat als der Mensch. Nach FRANCÉ repräsentiert *der menschliche Intellekt lediglich eine Sonderanpassung* an das Leben. Er stellt unter Beweis, daß die Pflanze als Lebenserscheinung mit ihrem Anpassungsvermögen und ihrer Fähigkeit, die ihr gegebenen existenziellen Voraussetzungen auszunutzen, dem Menschen sogar weit überlegen ist. Nach Ansicht FRANCÉS ziehen „die andere Lebensweise, die anderen Bedürfnisse, die andere Sinneswelt (der Pflanze) notwendig ein anderes Innenleben nach sich".[5]

Wie dieses Innenleben der Pflanze geartet sein könnte, darüber läßt sich vom Beobachtungsstandpunkt des Menschen unmittelbar nichts aussagen. Es ist dem Menschen versagt, dieses „ganz Andere" analytisch zu erfassen und es muß ihm daher verborgen sein, was bestimmte Vorgänge und Inhalte im pflanzlichen Organismus *„für die Pflanze selber" bedeuten* könnten (FRANCÉ—HARRAR).[6] Die mentale Sphäre der Pflanze verbleibt dem menschlichen Intellekt verschlossen und damit auch jenes Wissen, das ihn „in die Tiefen des Weltgeschehens zu leiten scheint, vor denen wir zurückbangen" (FRANCÉ).[7] Sonst würde er es leichter haben zu akzeptieren, daß *„der Menschengeist allein nicht die einzige Möglichkeit ist, in der die geistige Kraft der Natur sich auswirkt"* (FRANCÉ).[8]

Indessen ist der Mensch — unbewußt — seit Jahrtausenden einen Weg gegangen, der ihm charakteristische Züge des Pflanzenwesens enthüllt hat: Durch die Aufnahme pflanzlicher Energien in den Kreislauf seines eigenen Organismus.

Indem der Mensch von den spezifischen Eigenschaften der Lebensenergie einer Pflanze — die wir als *geistige Potenzen* bezeichnen wollen

— in sich aufnimmt, von ihrer Wesenssubstanz, wird er damit auch, mehr oder weniger, „Geist von ihrem Geiste". Er nimmt damit Bilder in sich auf, die die Welt der Pflanze widerspiegeln, er befindet sich vorübergehend im Bann ihres Kraftfeldes, mit allen sich daraus ergebenden Folgerungen für die Konstellation seines eigenen Bewußtseinszustandes. *Die Übertragung energetischer Substanzen durch Einverleibung des Lebenssaftes einer Pflanze stellt für den Menschen optimale Möglichkeiten einer Erfahrung der geistigen Welt ihrer Trägerin dar.*

Zur geistigen Dynamik der Pflanze, wie sie sich im Stofflichen manifestiert und wie sie unter gewissen Voraussetzungen dem Menschen schädlich oder auch heilsam werden kann, hat SCHENK am Beispiel bestimmter Giftpflanzen in dichterisch-dramatischer Beschreibung abgehandelt. Auch er setzt voraus, „daß der Pflanze Energien innewohnen, die uns nicht nur körperlich in ihre Gewalt bringen, sondern in uns selbständige geistige, immaterielle Wirklichkeiten erzeugen. Diese, der Pflanze zugehörigen Wirklichkeiten, sind immer schon in der Pflanze verborgen gewesen, sie gehen auf uns über und entfalten sich in einer so ganz anderen Wohnung".[9] Nach SCHENK sind alle Lebenskräfte der Pflanze auch in der krautigen Droge noch potentiell vorhanden und beginnen von neuem zu leben, wenn sie mit dem Menschen zusammentreffen,[10] d. h., *daß die geistigen Potenzen im Menschen weiterwirken, obwohl die Pflanze als Organismus nicht mehr vorhanden ist.* Damit ist die Unabhängigkeit der geistigen Potenzen über die biologische Existenz der Pflanze hinaus aufgezeigt.*

Es steht dem anthropozentrischen Denken des modernen Menschen entgegen, Gedankengänge wie diese zu akzeptieren. Er spricht statt dessen lieber von Energieumwandlungen biochemischer Substanzen und klassifiziert sie in isolierten Wirkstoffen. Dabei macht er sich keine Gedanken darüber, für ein Welches diese Substanzen im Wesen der Pflanze selber Ausdruck geben könnten, daß sie *Träger* sein könnten

---

* Die Transformierung arteigener Energien der Pflanze auf den Menschen erinnert an den magischen Vorgang des Opfers. In gewissem Sinne ist jede Nahrungsaufnahme mit einer solchen magischen Handlung vergleichbar, die der Mensch, ohne sich dessen bewußt zu sein, an der lebendigen Natur statuiert. Der Mensch entzieht Kräfte der Natur und macht sie sich zu eigen, indem er sie verarbeitet — zu Lebenskräften für sich selber.

personifizierender Eigenschaften, geistiger Potenzen, die der betreffenden Pflanze innewohnen. Diese als Alkaloide, Glykoside, Heteroside, Flavone oder Vitamine u. a. bezeichneten Wirkstoffe können jedoch niemals, wie von der chemischen Analyse vorausgesetzt wird, für sich allein den gleichen Effekt beanspruchen, der der Pflanze als Ganzheit zukommt: „Mit der Pflanze nehmen wir nicht mehr oder weniger einfache Stoffe auf, sondern die Wirksamkeit, die diese Pflanze in ihrem Leben entfaltet hat“ (SCHENK) [11] und: „Es ist nicht ein Stoff zu isolieren, der die Wirkung der ganzen Pflanze hat . . . das pflanzliche *Leben* wirkt tiefer und organischer, als eine Sammlung isolierter Stoffe, die aus dem lebendigen Gefüge herausgerissen ist“ (SCHENK).[12]

Hier verliert ein bedeutender mathematischer Lehrsatz seine Gültigkeit: Das Ganze ist *nicht* dasselbe wie die Summe seiner Teile.

Zu der gleichen Erkenntnis wie SCHENK ist auch die moderne Phytotherapie gelangt. Als einer ihrer angesehensten Vertreter schreibt WEISS hierzu: „Die wissenschaftliche Forschung ging immer dahin, aus einer Heilpflanze den hauptsächlichsten Wirkstoff zu isolieren. Das ist sicher richtig und für die Erkenntnis unumgänglich. Aber die praktische Konsequenz, die man daraus zog, nämlich diesen isolierten Wirkstoff *allein* anzuwenden, hat sich doch aus der praktischen Erfahrung heraus weit weniger als richtig erwiesen, als man theoretisch annehmen sollte . . . Es hat sich, unabhängig voneinander, bei den verschiedensten Heilpflanzen erweisen lassen, daß der eigentliche und volle Heileffekt nur durch die *Gesamtheit* aller Wirkstoffe, ja, aller Inhaltsstoffe überhaupt, zu erreichen ist.“ [13]

Mit diesem bestätigt sich, was die Heilkunde aller Völker der Erde seit Jahrtausenden praktizierte, indem sie sich dem heilenden Geist der Gewächse in der urtümlichen, von der Natur dargebotenen Form nutzbar zu machen verstand.*

---

* Bekanntlich besitzen viele Tiere das Vermögen, die ihnen gemäße Heilpflanze aufzuspüren und zu nutzen, wenn sie verwundet oder auf andere Weise gesundheitsgefährdet sind. So berichtet z. B. SCHENK über den Schlangenadler in Mittelamerika, der, wenn er von Schlangen gebissen wird, ein Pfeffergewächs aufsucht und dessen Blätter verzehrt, die die Wirkung des Schlangengiftes aufheben.[14] Durch BOUISSOU erfahren wir, daß der Maral (ein sibirischer Hirsch) weiß, daß ihm die Wurzel der Leuzia die Härte des unendlichen Winters ertragen hilft.[15] Kühe, die sonst

Das Wirken dieser Kräfte als ganz reale Manifestationen charakteristischer Wesenszüge der betreffenden pflanzlichen Personalität dürfte sich auch für den skeptischen Beobachter überzeugend genug darstellen am Beispiel der Entwicklung des Rauschgiftmißbrauches innerhalb der Völker der westlichen Zivilisation seit Ende des Zweiten Weltkrieges.* Im Bilde der akzelerierenden Rauschgiftepedemien läßt sich die Fähigkeit der Pflanze erkennen, sich die mentale Sphäre des Menschen zu unterwerfen und sie zu dominieren. Derartige Vorgänge sind im Zusammenhang mit den Kultformen primitiver Völker längst bekannt. Was jedoch dort als sinnvolles Mittel zur Einleitung eines religiösen Ritus mit ganz bestimmten Zielsetzungen und unter Leitung und Aufsicht eines Häuptlings oder Medizinmannes vor sich geht, wird hier von Konsumenten einer morbiden Zivilisation als Freipaß in eine *Bewußtseinsflucht* mißbraucht, die meistens in körperlichen Ruin und mentale Deformation hineinführt. Es ist nicht ausgeschlossen, daß mit dieser verhängnisvollen Entwicklung der mentale Status ganzer Volksgruppen in ähnlicher Weise betroffen werden kann, wie wir ihr z. B. innerhalb bestimmter geschichtlicher Zeitabschnitte in bezug auf den Alkohol begegnen.

In einem weiteren Sinne betrachtet, muß nämlich auch der aus *Vitis vinifera* zubereitete Trank — das älteste, von einer kultivierten Pflanze stammende Getränk der Menschheit — in die Kategorie der Rauschgifte eingereiht werden, dessen Genuß das integrierte Ich-Bewußtsein angreift

---

die Blätter der giftigen Herbstzeitlose stehen lassen, fraßen sie, als sie erkältet waren (SCHENK).[16] Wenn ein solches Vermögen dem Tier zu eigen ist, erscheint es durchaus vorstellbar, daß auch der Mensch früherer Epochen, der noch in einer innigen Beziehung zur Natur lebte, instinktiv die Ausstrahlungen von Pflanzen zu erleben vermochte, die er jeweils benötigte, um sich zu kurieren, ein Geschehen, mit dem die Heilkunde ihren Anfang genommen haben dürfte.

* Es darf hier daran erinnert werden, daß sich bereits der Vorgänger der UNO, der damalige Völkerbund in Genève, mit Rauschgiftproblemen des Fernen Ostens zu befassen hatte. Durch die Resolution der Versammlung am 24. September 1928 wurde die Bildung einer Studien- und Kontrollkommission beschlossen, die den Auftrag erhielt, das *Opium*problem an Ort und Stelle zu untersuchen. Diese Kommission stand unter der Leitung des damaligen außerordentlichen Gesandten der schwedischen Regierung beim Völkerbund: ERIC EINAR EKSTRAND. *(Ekstrand, E. E.: Jorden runt på trettio år (Band II), Aten — Buenos Aires — Tokio — Genève,* Stockholm, 1944, S. 257—406.)

und damit bewußtseinsstörende Effekte auszulösen vermag, also bewußtseinsspaltend resp. - trübend wirkt. *

Allerdings haben wir es hier mit einem pflanzlichen Stoff zu tun, der erst im Verlauf eines Gärungsprozesses in den Zustand versetzt worden ist, der ihn als Träger zerstörender Energien kennzeichnet. Während der Gärung „geht der Saft der Pflanze Verbindungen mit Stoffen ein, die niemals in ihr verborgen waren. Die Säfte der Pflanze leben weiter und wandeln sich ..." (SCHENK). [18] Sie werden, im Sinne SCHENKS, zum Giftträger.

In der Geschichte der Menschheit läßt sich die Einflußnahme pflanzlicher Energien unter anderem in zwei gegensätzlichen Kategorien darstellen: Die, wie oben erwähnt, eines bewußtseins*hemmenden* und jene eines bewußtseins*erweiternden* Effektes.**

Für die letztgenannte Kategorie steht das Beispiel der als CAMELLIA SINENSIS fixierten Personalität einer Pflanze, die durch ihre spezifischen Qualitäten seit Tausenden von Jahren einen Einfluß auf die Geschichte der Menschheit genommen hat, und zwar im Sinne geistiger Sammlung und Bewußtseins*erweiterung*. Diese Pflanze hat die konstruktiven Kräfte ganzer Völkergruppen befruchtet und wir werden des weiteren sehen, daß es sich dabei um einen Einfluß handelt, der infolge seiner komplexen Natur nahezu alle Lebensgebiete zu umfassen vermochte.

Mit der vorliegenden Arbeit soll versucht werden, den TEE aus der Dekadenz des reinen Genußmittel-Gewächses herauszuführen, in welche er vor allem durch seine Industrialisierung im indischen Kulturkreis verdrängt wurde und seiner eigentlichen Aufgabe wieder zuzuführen, mit der er *als Heilpflanze* vom ersten Anbeginn in den Kreis des Menschen eingetreten ist. Damit soll dem *grünen* Tee in seiner *ursprünglichen*

* „Der Wein schneidet ihn (den Menschen) von der geistigen Welt ab" (SCHMIDT—RENZENBRINK).[17]

** Entgegen der von den Anhängern des Rauschgiftkonsums lancierten Auffassung, daß die Verwendung dieser Art von Drogen mit einer Erweiterung des Bewußtseins verbunden sein sollen, unterstreicht z. B. DITTMAR die Unrichtigkeit einer solchen Behauptung: „Diese Drogen führen zu einem bewußtseinsgetrübten Rausch, also de facto nicht zur Bewußtseinserhellung. Sie rufen schwere und bleibende Stoffwechselstörungen hervor, die schließlich zum körperlichen und charakterlichen Verfall führen." [19]

Aufbereitungsform wiederum der Platz eingeräumt werden, der ihm gemäß seiner essentiellen Valeure zukommt.

Der Westen ist stets bereit, sich östlicher Philosophien und Theorien auf mehr oder weniger glückhafte Weise zu bemächtigen. Es ist seltsam genug, daß der Tee, der von Anfang an aus China nach Europa und Nordamerika gelangte, von seinem Reichtum an philosophischem Gedankengut im Westen keine Spuren hinterlassen hat.

Vielleicht ist die Stunde günstig für eine Renaissance des Teetrinkens, in neue Formen gebunden, die geeignet sind, den dezentralisierten Geist des westlichen Menschen wiederum seiner Mitte bewußt werden zu lassen.

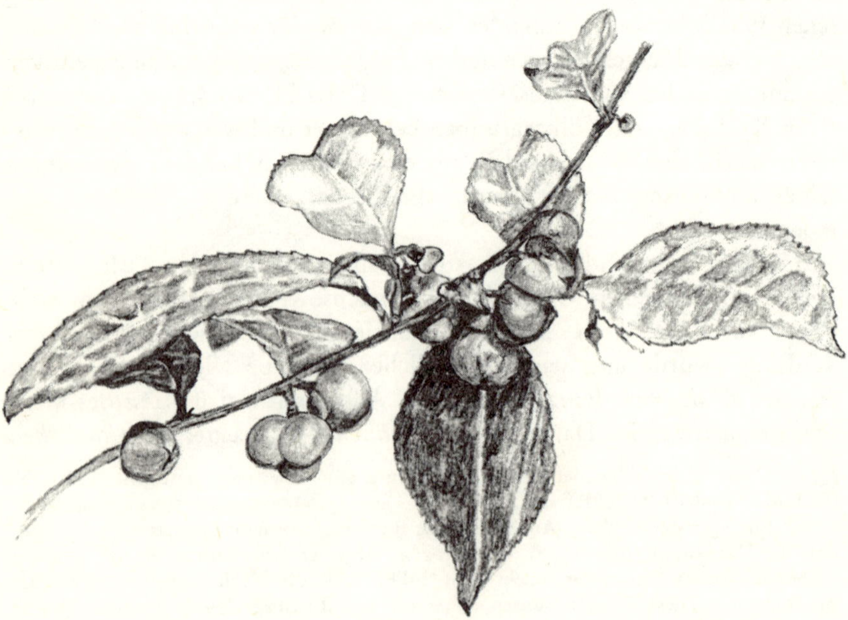

Teezweig mit Samenkapseln und Samen

II. URHEIMAT DES TEESTRAUCHES. — ZWEI THESEN

Auf dem Geographen-Kongreß in Berlin im Jahre 1889 weckte die Kontroverse über die Heimat des Teestrauches die Aufmerksamkeit der Öffentlichkeit, als der Engländer *John Mac Evan* die Frage in seinem Vortrag über die Geographie des Tees wieder aufleben ließ. Nach dieser Version stammt der Tee nicht aus China, sondern aus der indischen Provinz Assam, von wo er zu prähistorischen Zeiten nach China eingeführt worden sein soll. Unter anderen Argumenten, die von Mac Evan zur Unterstützung dieser Theorie ins Feld geführt wurden, stand auch die Behauptung, daß sich eine Pflanze am günstigsten in ihrem Heimatmilieu entwickeln könnte und daß die *chinesische* Teepflanze eine degenerierte Form der *Assam*pflanze sei.[20]

HUNG FU vertritt die Auffassung, daß die Proklamierung dieser These durch die Engländer, die gegen die Mitte des 19. Jahrhunderts aufkam und die in der Literatur immer wieder auftaucht, in Verbindung mit der Entdeckung wilder Teebäume in der Provinz Assam im Jahre 1823 durch *Robert Bruce,* lanciert wurde, um die Pioniere der Teekultur in Indien zu ermuntern und Propaganda für den indischen Tee zu machen.[21]

Er stellt fest, daß zu dem in der englischen These genannten Zeitpunkt wohl kaum botanische Expeditionen von China ausgesandt worden sind, um neue Arten zwecks Kultivierung zu suchen, und daß zu jener Zeit keinerlei Beziehungen zwischen China und Indien bestanden haben.[22]

HUNG FU widerlegt ebenfalls die Behauptung, daß eine Nutzpflanze am besten in ihrem Heimatmilieu gedeiht, indem er darauf hinweist, daß z. B. der aus Palästina und Syrien stammende Weizen am ertragreichsten in Kanada, den USA und Mitteleuropa angebaut wird. Bestünde die englische These zu Recht, müßte auch die Provinz Assam den Ehrenplatz als Heimat für den Tee an Sumatra abgeben, weil dort der höchste Hektarertrag der Weltproduktion erreicht wird.[23]

Entgegen der Theorie, die in der *China*pflanze eine degenerierte *Assam*pflanze sehen will, spricht übrigens auch unter anderem die Tatsache der größeren Resistenz der ersteren. Außerdem wäre auch die Kulturperiode viel zu kurz, um aus einer *Assam*varietät eine *China*varietät zu entwickeln.[24] HUNG FU erwähnt, daß das Vorkommen von Tee schon im 6. Jahrhundert v. Chr. in der Provinz Sze-chuan in China nachgewiesen ist.[25]

KOCHS begegnet der englischen Auffassung über die *Assamica* als dem Urbaum der Teepflanze, indem er darauf aufmerksam macht, daß in einem solchen Fall in China neben der *Sinensis* auch wenigstens vereinzelte Exemplare der *Assamica* oder eine ihr ähnliche Art zu finden sein müßte. Der gleiche Autor macht geltend, daß eine Dokumentation dafür, daß der Tee als allgemeines Getränk in Indien früher bekannt gewesen ist, *nicht* existiert.[26] Die Richtigkeit dieser Annahme geht auch aus dem Faktum hervor, daß erst mehrere Jahre nach der Veröffentlichung der Doktordissertation KOCHS (Promotion 1899) in Indien eine offizielle Werbung für die Verbreitung des Teetrinkens unter der Bevölkerung in die Wege geleitet wurde (seit 1903). Nach UNGER war der Teekonsum in Indien bis zu diesem Zeitpunkt, trotz der eigenen Produktion, unbedeutend.[27]

Eine Mitteilung von IYENGAR besagt, daß Berichte europäischer Reisender zu Anfang des 17. Jahrhunderts Details enthalten über die Konsumtion von Tee in einem unverarbeiteten Zustand durch die Eingeborenen der Provinz Assam.[28] Auf diese Tatsache machte auch Oberst *Latter* bei der britischen Armee in Indien in einem Bericht aus dem Jahr 1815 aufmerksam.[29] Dieser Brauch war jedoch nur auf ein bestimmtes Gebiet begrenzt. Seltsam erscheint deshalb eine Aussage des Begleiters des Botschafters des Herzogs von Holstein-Gottorp, *Johann Albrecht von Mandelslo,* in seinem Bericht über eine Reise nach Ost-Indien in den Jahren 1633—1640: „Bei unseren täglichen Zusammentreffen tranken wir nur Tee, welcher allgemein in ganz Indien gebraucht wird, nicht nur bei denen vom Lande selbst, sondern auch von den Holländern und Engländern.“ [30] *

---

* Die englische und holländische Ost-Indische Kompanie, die später den Teeexport nach Europa besorgten, besaßen Niederlassungen sowohl in China wie in Indien.

Aus der Aussage von Mandelslo läßt sich jedoch kein bestimmter Schluß ziehen, daß es sich bei dem von den *Einheimischen* in Indien verwendeten Getränk tatsächlich um einen Aufguß aus den Blättern der CAMELLIA SINENSIS gehandelt haben kann. In vielen Ländern — wie in Deutschland und der Schweiz und heute noch in Rußland, aber auch in China selbst — wurde eine Reihe von Wildpflanzen zu Aufgüssen verwendet,* die später als „Tee“ bezeichnet immer wieder zu Verwechslungen und Unklarheiten Anlaß gaben.[33, 34] ** Von einer regelrechten Einfuhr chinesischen Tees nach Indien zu dieser Zeit ist jedoch nichts bekannt, genauso wenig wie von einem Anbau des einheimischen Teestrauches. Ein solcher Anbau wurde erst von den Engländern um 1835 durchgeführt.[35]

Das überzeugendste Argument gegen die Behauptung, daß die Inder den Tee als Getränk bereits früher gekannt haben sollen, ergibt sich mit dem Tatbestand, *daß in Sanskrit für „Tee“ kein Zeichen existiert.*[36]

Die immer wiederkehrende Mitteilung, der Tee sei durch den heiligen *Bodhi-darma* im Jahr 519 n. Chr. von Indien nach China gebracht worden, so bei SCHLEINKOFER,[37] führt auf eine Legende zurück, die der deutsche Arzt *Engelbert Kaempfer* im Jahr 1693 aus Japan mitbrachte.[38] Sie gibt ein Beispiel für die Schwierigkeiten, in der Geschichte des Tees authentische Daten aus der Mythologie zu kristallisieren.

Die bekannteste der verschiedenen Versionen dieser Legende erzählt folgendes: Nachdem Bodhi-darma auf einem Schilfrohr den Jangtsekiang überquert hatte, verharrte er, in Meditation versunken, neun Jahre lang in der Nähe von Lo-jang vor einer Felswand, wachend und fastend, um das Höchstmaß menschlicher Vollkommenheit zu erlangen. Während dieser Zeit geschah es einmal, daß er von Müdigkeit übermannt einschlief. Nach dem Erwachen schnitt er sich, zornig über ihre Trägheit,

---

UKERS meint, daß den Vertretern dieser Gesellschaften in Indien der Tee durch Mitglieder ihrer Unternehmen in China bekannt geworden ist, bereits ehe dieser nach Europa eingeführt worden war.[31]

* In dem, an Indien angrenzenden Nepal, wie auch in Tibet werden noch heute die Blätter von *Camellia kissi* als Infus — als Teesurrogat — benutzt.[32]

** Die Bezeichnung „Tee“ war bis zur Introduktion des chinesischen Tees in Europa Mitte des 17. Jahrhunderts völlig unbekannt. Erst seit jener Zeit hat sich diese Benennung als vulgarisierende Form eingebürgert, indem der Aufguß eines jeden Unkrautes den Namen der heiligen Pflanze Chinas für sich in Anspruch nimmt.

die Augenlider ab und warf sie zu Boden. Aber — siehe da — aus jedem Lid wuchs alsbald ein Strauch. Er kostete von den Blättern dieses Strauches und fühlte sich erfrischt und gestärkt und von seiner Müdigkeit befreit. Daraufhin offenbarte er die merkwürdige den Schlaf vertreibende Kraft der Wunderpflanze seinen Jüngern.[39]

In der japanischen Sprache wird heute noch für „Tee“ und „Augenlid“ das gleiche Ideogramm verwendet.[40, 41, 42]

Mit dieser Legende soll der Beweis erbracht werden, daß die Heimat des Tees in Indien liege.

Bodhi-darma verbreitete zwar den Buddhismus in China, aber eine korrekte Prüfung des Textes zeigt, daß er dem Tee erst in diesem Land begegnet sein kann. Im übrigen spricht die jahrtausendalte Geschichte des Tees in China *vor* dem Erscheinen Bodhi-darmas für sich. Bezeichnend ist aber vor allem, daß in China selbst diese Legende völlig unbekannt ist.[43]

Als Gegenüberstellung der These, die *chinesische* Teepflanze sei eine degenerierte Form der *Assam*pflanze, könnte man genau so gut die Behauptung aufstellen, daß die *Assam*pflanze ein Abkomme der *Sinensis* ist, etwa aus der Zeit, als die chinesischen Seefahrer mit ihren Dschunken Kleinasien, Ceylon und Indien erreichten, und daß die spezifischen Eigenschaften der *Assamica* allmählich durch klimatische und andere Umweltbedingungen hervorgebracht worden seien.

Fest steht jedenfalls, daß während der Regierungszeit des Kaisers *Te-tsung*, d. h. in den Jahren 780—805 n. Chr. chinesische Schiffer mit ihren Barken in dem indischen Hafen Pandarani überwinterten.[44] Als noch wahrscheinlicher könnte angenommen werden, daß Teesamen um dieselbe Zeit auf dem Landweg von China nach Indien gelangt sind.

Die Erfahrung lehrt, daß ein Gewächs, das beispielsweise in Europa beheimatet ist, sich in einer subtropischen Klimazone mit der Entwicklung eines höheren und üppigeren Wuchses assimiliert, als was normal für die betreffende Gattung angesehen werden kann. Unterschiede der Umweltbedingungen genügen oft, um derartige Varianten hervorzurufen, welches im vorliegenden Fall der *Sinensis* und *Assamica* den Schlußsatz zuließe, daß sich die Existenz der letzteren aus der ersteren ableitet. Im Fall der Teepflanze erscheint es jedenfalls realistischer anzunehmen, daß die Entwicklung dieser beiden Vertreter der Gattung Camellia eher einen solchen Weg genommen hat als umgekehrt, denn die Praxis hat gelehrt, daß die *Assamica* in einem mehr moderaten Klima mit geringerer Niederschlagsfrequenz und niedriger Jahresmitteltemperatur empfindlicher getroffen wird als umgekehrt die *Sinensis* in warmem Klima mit hoher Luftfeuchtigkeit und reichen Niederschlägen.

Im Gegensatz zu einer Behauptung, die die *Assamica* und die *Sinensis,* eine aus der anderen herleiten will, meint HUNG FU, daß es sich um zwei verschiedene Varietäten der Gattung des Teestrauches handelt,[45] welche Ansicht auch SEALY vertritt.[46] KOCHS ging sogar weiter, indem er die *Assam-* und die *China*-Pflanze als *zwei besondere Rassen* (nicht aber Varietäten) bezeichnete.[47] * Auch SPRECHER VON BERNEGG spricht von der *Sinensis* und der *Assamica* als von *zwei verschiedenen Arten.*[52] Dieses würde bedeuten, daß der Verwandtschaftsgrad zwischen beiden Arten dem gleichen entspräche, welcher die *Sinensis* mit der *Camellia japonica* verbindet.

---

* Abgesehen davon, daß die wissenschaftlichen Erkenntnisse über die Teepflanze immer noch sehr unvollständig sind, wird die Forschungsarbeit auch erheblich behindert durch den Umstand, daß bei verschiedenen Autoren gleiche Bezeichnungen verschiedene Bedeutungen haben. So ist beispielsweise bei KOCHS „Rasse" gleichbedeutend mit „Art",[48] bei COHEN—STUART jedoch gleichbedeutend mit „Sorte".[49] Wie gefährlich es im übrigen sein kann, eine derartige mißweisende Vokabel wie „Sorte" innerhalb des botanischen Arbeitsgebietes um den Tee herum zu verwenden, dürfte bereits daraus hervorgehen, daß die verschiedenen Markenbezeichnungen für den Handelstee im allgemeinen Sprachgebrauch als „Sorten" figurieren. Für die botanische Praxis ist daher der Begriff „Varietät" vorzuziehen.

Die neueste internationale Nomenklatur reiht den Teestrauch in die Familie THEACEAE, Gattung CAMELLIA, ein.[50] (Übrigens macht WARBURG darauf aufmerksam, daß es sich bei der THEACEAE um eine Familie hohen Alters handelt, welches bereits aus ihrem Vorkommen „auf alten Landbrocken wie Madagaskar, sowohl als auch in Amerika und Asien" hervorgeht.[51]) Bei älteren Autoren findet man noch Bezeichnungen wie TERNSTROEMIACEAE für die Familie und THEA für die Gattung. Bezeichnend für den Mangel an Genauigkeit gewisser populärer Nachschlagewerke neueren Datums ist z. B. das 1969 erschienene rororo-Pflanzenlexikon. Dort wird der Teestrauch nur unter dem Synonym der Gattung THEA geführt (Bd. III, S. 637), obwohl die Benennung der Wild- und Kulturpflanzen mit wissenschaftlichen Namen (d. h. botanische Namen in lateinischer Sprache) durch den „Internationalen Code der botanischen Nomenklatur" (ICBN) bereits 1966 gelegentlich der Pariser Konferenz geregelt wurde.

In der neueren Zeit haben sogar englische Autoren wie HARLER den Standpunkt vertreten, daß die *Assam-* und die *China*pflanze, die „so verschieden in ihrer Erscheinung und Veranlagung“ sind, *nicht* den gleichen Ursprung haben können.[53] Er stützt sich hierbei auf die Untersuchungen von KINGDON-WARD, der diese Ansicht vertritt und die Heimat der *Assam*pflanze nach Oberbirma und Kambodscha verlegt, während er den Ursprung der *Sinensis* mit ihrem spärlichen, oft verkümmerten Wuchs in die an Tibet grenzende Hochgebirgslandschaft fixiert.[54]

Es darf in diesem Zusammenhang daran erinnert werden, daß LU YÜ in seinem berühmten Werk über den Tee, Ch'a-king (768—824), gerade die Teekulturen des Meng-Berges in der an Tibet angrenzenden Provinz Sze-chuan als diejenige hervorgehoben hat, welche den eigentlich heilkräftigen Tee lieferten.[55]

Interessant ist die Feststellung, daß die einzigen wilden Exemplare des Teestrauches, die in der neueren Zeit in China entdeckt worden sind (von einigen Sträuchern auf der Insel Hainan abgesehen [56]), sich gerade in den Urwäldern bei Nanchuan, in der Provinz Sze-chuan, befunden haben.[57] Bereits bei LU YÜ finden wir Hinweise auf das Vorkommen wilder Teesträucher in dieser Provinz. [58]

In Japan wurden wilde Teesträucher von KRASNOW auf der Insel Shikoku entdeckt, die eine Höhe von 90 bis 150 Zentimeter hatten.[59] Solche kommen auch auf Kiushiu vor, halten sich dort jedoch in einer Höhe von zirka 400 Metern ü. d. M.[60] Wilder Tee wurde ferner in Manipur, dem burmanesischen Schan-Staat, in den Berggebieten von Thailand, in Laos, Vietnam (dort in Tonkin) vorgefunden.[61]

Die hier dargelegten Tatbestände dürften dazu beitragen, jeden Zweifel darüber auszuschließen, daß der Ursprung des *chinesischen* Teestrauches nicht auf die *Assam*pflanze zurückzuführen ist, sondern eine eigene Art darstellt, die in China, wahrscheinlich in den an Tibet grenzenden Hochgebirgen, ihre Urheimat hat.

Hierzu kommt die unwiderlegbare historische Feststellung, *daß der Tee erstmalig in China angebaut worden ist.* Dieser Tatbestand wie auch das Faktum, daß die Verbreitung der Teekultur ursprünglich von China ihren Anfang genommen hat, sollen als Ausgangspunkt für die weiteren Darlegungen dienen.

III. IM ANFANG WAR DER *GRÜNE* TEE. — CHINA UND JAPAN

Der für diese Arbeit entscheidende Umstand, nämlich, daß das aus den Teeblättern ursprünglich hergestellte Getränk *grüner* Tee gewesen ist, scheint von den meisten zeitgenössischen Autoren übersehen worden zu sein, obwohl die chinesischen Literaturquellen genügend Hinweise darauf enthalten.

Schon lange vor Beginn unserer Zeitrechnung wurden die Blätter des Teestrauches zunächst durch *Dämpfen* behandelt. HARLER bemerkt hierzu, daß mit diesem Vorgang vermutlich bezweckt werden sollte, „das bittere Wasser“ aus dem Blatt zu extrahieren.[62] Der weitere Vorgang der Aufbereitung bestand im *Trocknen* der Blätter über einem Feuer.[63] Wir haben es hier mit einem Aufbereitungsverfahren zu tun, das in abgewandelter Form noch heutigentags praktiziert wird, und zwar vor allem in Japan — in Zusammenhang mit dem Teekult — wie auch in Thailand und Birma.[64]

Es soll an anderem Ort noch näher dargelegt werden, welche Bedeutung dem Vorgang des Dämpfens für die Aufbereitung des grünen Tees zukommt. Wesentlich ist die Feststellung, daß dieses Detail schon in den Anfängen der Geschichte des Tees bei dessen Manufakturierung eine entscheidende Rolle gespielt hat. Mit dem Dämpfen wird die Beibehaltung der grünen Farbe wie auch die Konservierung sämtlicher im frischen Blatt befindlichen essentiellen Substanzen in ihrer ursprünglichen Figuration erreicht, dadurch, daß die die Fermentation hervorrufenden Enzyme unwirksam gemacht werden. Wie noch ausgeführt werden soll, entstehen nämlich im Laufe des Fermentationsprozesses toxische Verbindungen, die gesundheitsschädliche Effekte zur Folge haben können.

Lange Zeit wurde der Tee ausschließlich als Heilmittel bzw. als geistiges Remedium verwendet. Die medizinischen Eigenschaften des Tees waren nicht von ungefähr an die genannte Aufbereitungsform gebunden.

Diese entsprach der einfachen Formel, mit der auch heute noch Heilpflanzen präpariert werden, um das Optimum der in ihnen wirksamen Kräfte an den Aufguß abzugeben. Es ist vielleicht die primitivste, aber auch die reinste Praktik einer Nutzbarmachung jener Energien, die in einer Pflanze vorhanden sind. Kein anderer Aufbereitungsprozeß kann diese ursprüngliche, natürliche Form ersetzen. Jede Komplikation des Vorgangs der Aufbereitung durch eine Erweiterung derselben zugunsten beispielsweise einer neuen Geschmacksrichtung muß bereits als ein Schritt zur Zweckentfremdung und Entwertung der dem Blatt innewohnenden Substanzen angesehen werden. Eine solche Entwicklung bahnte sich mit der allgemeinen Verbreitung des Teetrinkens und der allmählichen Differenzierung des Teegeschmacks an, die auch den Weg zu Variationen innerhalb der Praktiken der Teeaufbereitung eröffnete.

Die urtümliche Aufbereitung des grünen Tees und das durch diese hervorgerufene Aroma, welches in seiner Strenge und Gebundenheit „an den Nachgeschmack eines guten Rates erinnert",[65] findet sich später, wie eingangs erwähnt, wieder als Grundlage für den speziellen Tee, der als Mittelpunkt sakraler Zeremonien in China und Japan dargereicht worden ist und in Japan auch heutigentags noch Verwendung bei der traditionellen Teezeremonie findet.

Es läßt sich also eine Beziehung nachweisen, die vom ursprünglichen Bild des grünen Heiltranks bis in unsere Tage führt und sich, trotz der allgemeinen von der Genußmittelindustrie propagierten Vielfalt mehr oder weniger genießbarer Teemischungen, in erstaunlicher Reinheit erhalten hat.

Wenn man den Tee *als geistiges Remedium* verstehen und würdigen will, muß man sich die eminente historische Bedeutung des medizinischen und sakralen Teegetränks in seiner durch die Zeiten beibehaltenen Unversehrtheit vor Augen halten. Sie ist sowohl formal als konsistentiell bedingt und hat ihre Wurzeln in vorgeschichtlichen Epochen. Es erscheint deshalb als folgerichtig, vor einer allgemeinen Bewertung des Tees als Genußmittel seine Rolle in der Geschichte Chinas und Japans und den formenden Einfluß zu schildern, den der Tee auf das geistige und kulturelle Leben dieser beiden Völker genommen hat.

*

Bezeichnenderweise geht die erste geschichtliche Erwähnung des Tees auf die Zeit 2700 v. Chr., und zwar auf die Person des Kaisers *Shen-nung* zurück, der als der erste Hygieniker seines Landes galt und auch die Heilkunst in China begründet haben soll, welches ihm in der Geschichte seines Landes den Beinamen „Vater der Arzneikunde" eingetragen hat.[66] * Unter den Autoren, die ausdrücklich auf diesen Zusammenhang hinweisen, befindet sich die angesehene chinesische Schriftstellerin *Pan-tschai* (etwa 100 Jahre n. Chr.).[68] Vor allem jedoch figuriert der Name Shen-nungs in Verbindung mit dem Tee in der chinesischen Enzyklopädie *Pen-ts'ao kang-mu* (erschienen 1597 n. Chr.), in der 2000 Jahre traditionelle pharmazeutisch-botanische Literatur Chinas zusammengefaßt sind.[69]

Auch der Name *Lao-tzes* (etwa 600—500 v. Chr.), des Begründers des Taoismus, ist mit dem Tee verbunden durch den Bericht einer seiner Wanderungen. Am Tore des Han-Passes, bei der Stadt Tschöng-tu-fu, wurde ihm von einem Schüler eine Tasse Tee gereicht, wie es heißt „zur Stärkung und Erquickung".[70] Es verdient besondere Aufmerksamkeit, daß die Stadt Tschöng-tu-fu in der Provinz Sze-chuan gelegen ist, die von mehreren Autoren der chinesischen Antike (vor allem von LU YÜ) und der Neuzeit als der Distrikt bezeichnet wird, welches als Urheimat des Tees gilt und wo der medizinische Tee ursprünglich angebaut worden ist. So wie erwähnt, heißt es bei LU YÜ: „Allein der Tee des Meng-Berges (in Sze-chuan) beherrscht Krankheiten." [71]

SCHLEINKOFER meint, daß aller Wahrscheinlichkeit nach schon in den Jahren 600 v. Chr. und zuvor die Blätter des Teestrauches in China als Heilmittel in botanischen und medizinischen Büchern erwähnt worden sind.[72] Nachweisbar wird er in dem chinesischen Wörterbuch *Rh-ya,* das teilweise bis auf das 12. vorchristliche Jahrhundert zurückgeht, wie auch in dem von *Kuo-po* (276—324 n. Chr.) herausgegebenen Kommentar zu diesem genannt.[73] Als Heilmittel wurde der Tee gegen verschiedene Krankheiten verwendet, äußerlich in Form von Pasten oder Salben gegen rheumatische Schmerzen, aber vor allem zum Einnehmen, in welcher Eigenschaft er die Sehkraft des Alters bessern, Kopf-

* Von Shen-nung soll der Ausspruch stammen: „Die Kraft deines Körpers liegt in den Säften der Kräuter." [67]

schmerzen beseitigen, die Mattigkeit von Körper und Geist mildern und den Willen stärken sollte.[74]

Bereits im Jahre 221 v. Chr. spielt der Tee in China eine Rolle als Naturalsteuer, den der Adel an den Kaiserhof zu entrichten hatte.[75] Hieraus wird ersichtlich, daß das Teegetränk zu jener Zeit nur einem privilegierten Kreis vorbehalten war.

Etwa mit dem Beginn der neuen Zeitrechnung entwickelte sich — parallel mit seiner medizinischen Anwendung — der Gebrauch des Tees als tägliches Getränk. Fördernd in dieser Beziehung war die Stellung, welche dem Tee als Gegenspieler des Reisweins und anderer vergorener Getränke in zunehmendem Maße zukam. Man kann sich fragen, was aus China geworden wäre, wenn der Tee nicht schon zu einem frühen Zeitpunkt — als Volksgetränk — die vergorenen Getränke verdrängt hätte.

Die erste Maßnahme, die in der Geschichte Chinas Erwähnung findet, die in diese Richtung führte, war die Besteuerung sämtlicher vergorener Getränke durch den Kaiser *Wu-ti* (im Jahr 98 n. Chr.).[76] Während der Herrschaft der Dynastie *Schu-han* (221—264 n. Chr.) wurde der Tee als Ersatz für den Reiswein immer mehr beliebt.[77] So erzählt *Wei Chao,* ein bekannter Historiker seiner Zeit, in seiner Biographie (264—273 n. Chr.), daß es bei den Trinkfesten des Kaisers *Sun Hao* des Königreiches Wu, der für seinen ausschweifenden Lebenswandel berüchtigt war, ihm (Wei Chao) schwer fiel — durch seine schlechte Gesundheit bedingt — die obligatorischen sieben Pinte * einzunehmen. In dieser Lage gab ihm jemand, wie es heißt, „heimlich etwas Tee, um den Wein zu ersetzen".[78]

Der Kaiser *Fu-kien-lieng* (um 370 n. Chr.) rief das Volk auf, „den nicht berauschenden Tee" zu trinken, „diese köstliche Flüssigkeit, vertreibt er doch die Sorgen und versetzt den Körper in einen Zustand der Ruhe und des Wohlbehagens".[79] *Tschin-mung,* ein gefeierter Lehrer der Lebensweisheit (um 560 n. Chr.), schließt sein Lob auf den Tee mit den Worten: „Tee ist besser als Wein, denn er vermittelt keinen Rausch." [80]

Ein geschichtliches Kuriosum ergibt sich aus der Beziehung zwischen Teekanne und Weinkrug. Im alten China hat sich nämlich die erstere aus dem letzteren entwickelt.[81]

---

* Ein chinesisches Weinmaß.

So begann der Tee auch auf die breiteren Massen des Volkes einen geistigen Einfluß als ernüchterndes Element zu gewinnen. In weiterem Sinne läßt sich dazu sagen, daß die Verbreitung des Tees in China sicher dazu beigetragen hat, ganz allgemein die Gesundheit des Volkes zu heben. Wie wir noch sehen werden, wiederholt sich mehr als 1000 Jahre später in der Geschichte des Tees, und zwar in Europa, ein solches Beispiel der Konfrontation zwischen Tee und Alkohol, wobei der Tee wiederum die Rolle eines entgegenwirkenden Kräfteimpulses spielt.

Das Teetrinken wurde zunächst vor allem in Südchina gepflegt, während die Bevölkerung Nordchinas dem Tee mit einem gewissen Mißtrauen begegnete.[82] OKAKURA spricht davon, daß um das 4. und 5. Jahrhundert n. Chr. Tee ein beliebtes Getränk bei den Bewohnern des Jangtsekiang-Tales wurde und die Kaiser pflegten damals ihren Ministern als Belohnung für hervorragende Dienste irgendeine seltene Vorschrift der Teeblätter-Bereitung zu verleihen.[83]

Daß dem Tee in Nordchina trotz der Skepsis, der er dort begegnete, nicht weniger Aufmerksamkeit entgegengebracht wurde als im Süden des Landes, geht aus der Tatsache hervor, daß er Erwähnung fand in dem von *Schang hua* aufgezeichneten Buch *Pu-wu-chih*, d. h. „Sammlung aller Arten von Wundern" (275—281 n. Chr.). Es heißt dort bezeichnenderweise unter dem Abschnitt Shih chi, „Nahrung, die vermieden werden soll": „Das Trinken von echtem Tee verursacht Schlaflosigkeit." [84]

Im 3. Jahrzehnt des 6. Jahrhunderts n. Chr. trat ein Ereignis ein, das für den Tee in China und später auch in Japan eine historische Wendung mit sich bringen sollte: Zu dieser Zeit landete der dritte Sohn des indischen Königs *Kasiawo*, *Bodhi-darma*, in Ku-ang-tschou, dem heutigen Kanton. Er kam nach China als der erste Missionar der buddhistischen Lehre.[85]

Wie sehr die Gestalt Bodhi-darmas, besonders in Japan, mit dem Tee verknüpft ist, zeigt unter anderem, daß die Shin-schu-Buddhisten als Opfergabe Tee über dem Kopf einer kleinen Statue ausgießen, die den Heiligen als kleines Kind darstellt, weil es — der Legende nach — zur Zeit seiner Geburt Tee geregnet haben soll.[86]

Über die geschichtliche Identität Bodhi-darmas bestehen keine Zweifel. Wahrscheinlich erkannte er sehr bald die Bedeutung des Tees für den mentalen Status des Menschen. Mit der Einflußnahme der durch ihn begründeten Zen-Sekte wurde der Tee Mittelpunkt einer sakralen Handlung, er wurde zum substantiellen Element, welches die Gemeinschaft der Mönche verband, die vor dem Bild des Bodhi-darma nach streng ausgearbeitetem Ritual den Tee aus einer gemeinsamen Schale entgegennahmen.[87]

Vom „Geist des Weines" ist oft die Rede. Hier scheint es in der Tat vollauf berechtigt, vom „Geist des Tees" zu sprechen. *Auch der Tee ist ein geistiges Getränk.* Man muß sich darüber im klaren sein, welche immense Bedeutung diesem Trunk zukam, der durch die ihm innewohnenden Kräfte den Mönchen einen Weg darbot, um ihren Geist zu schärfen und ihre innere Aufmerksamkeit auf die beabsichtigte Meditation hinzuführen. In keinem anderen Zusammenhang verdeutlicht sich wie hier der Vorgang eines Transmission geistiger Potenzen einer Pflanze zugunsten der Erweiterung des mentalen Blickfeldes des Menschen.

Nach seiner Erhöhung zu einem sakralen Getränk erfuhr der Tee durch den bereits erwähnten Dichter LU YÜ eine reichskundige Aufmerksamkeit und Ehrung mit dem Erscheinen seines *Ch'a-king*, der heiligen Schrift vom Tee. Dieses Werk wurde im Jahr 780 n. Chr. zu Ende der *Tang*-Dynastie (620—907 n. Chr.) veröffentlicht.[88] In diesem Buch verkörpern sich gewissermaßen die Traditionen des Tees, die Wissenschaft um ihn, so seine medizinische Bedeutung, als auch das mit dem Teegenuß verbundene ästhetische Moment, die LU YÜ ins Reich der Poesie transformierte. Es wurde gewissermaßen der Katalysator alles dessen, war vor seiner Zeit über den Tee geredet, geschrieben und gedichtet worden war. Das Ch'a-king ist als das Kompendium des Tees Alt-Chinas schlechthin anzusehen. Es hat in der chinesischen Geschichte nicht seinesgleichen.

LU YÜS Werk ist aber nicht nur eine Zusammenstellung von altem. Es leitete eine Reformation sowohl der Tee-Auf- wie Zubereitung ein und führte unter anderem dazu, das Teegetränk vom Ballast einer Reihe von Zutaten zu befreien, die bis dahin noch in Gebrauch gewesen waren.

Von diesem Zeitpunkt an wurde der bisher verwendete Ziegeltee über einem Holzkohlenfeuer getrocknet und dann zwischen zwei Bogen feinem Papier zerrieben. Seine Zubereitung erfolgte auf die Weise, daß man den gepulverten Tee in kochendes Wasser tat.[89]

Damit war die Vorstufe gegeben zu der während der *Sung*-Dynastie (960—1279 n. Chr.) üblichen Form der Aufbereitung — des Dämpfens, Trocknens und Pulverisierens der Blätter. Dieser letzte Vorgang wurde in einer kleinen Steinmühle vollzogen. [90] Diese Art der Aufbereitung war signifikativ für den sogenannten Zeremonientee. Sie findet heute noch bei dem in Japan gepflegten Teekult Anwendung. Bei der Zubereitung des Zeremonientees wird das Pulver mit einem feinen Besen aus gespaltenem Bambus in heißem Wasser in der Teeschale ohne Hinzufügung irgendwelcher Zutaten geschlagen.[91]

Die Dynastie *Ming* (1368—1644 n. Chr.) machte der mehr als 100-jährigen Herrschaft der Mongolen ein Ende, nachdem durch ihren Einbruch die Blüte der Sung-Periode vernichtet worden war.[92] Zur Ming-Zeit wurden die gedämpften und getrockneten Teeblätter ohne pulverisiert zu werden mit heißem Wasser überbrüht. Damit war das Zeitalter jener Form der Teezubereitung angebrochen, die bis zum heutigen Tag in den meisten Ländern der Erde als die klassische Zubereitungsweise betrachtet wird. Durch die politischen Ereignisse der damaligen Zeit war die Zubereitungsform des Pulvertees völlig in Vergessenheit geraten. Nicht einmal Teekenner konnten die Form eines Teeschlegels beschreiben.[93] Es ist daher nicht erstaunlich, daß der Pulvertee den Völkern der alten Welt vorenthalten bleiben mußte, denn der Tee gelangte nach Europa und den englischen Kolonien in Nordamerika erst zur Zeit der Ming-Dynastie.[94]

In seinem Werk Ch'a-king behandelt LU YÜ die Kultur des Teestrauches in allen seinen Einzelheiten. So erwähnt er auch unter anderem, daß die Ernte der Teeblätter an bestimmten Tagen der Mondperioden stattfinden sollen. Weiter werden die bei der Teebereitung zu verwendenden Geräte aufgezählt und beschrieben, die Details der Teezubereitung selber wie auch die verschiedenen Möglichkeiten des zeremoniellen Teetrinkens.[95] Dadurch wurde die Darreichung des Tees unter Einhaltung bestimmter Formen auch außerhalb des klösterlichen Lebens bekannt, d. h. ein zeremonielles Teetrinken. Die Philosophie des „Teeweges“, wie sie sich später in Japan zu hoher Blüte entwickelte, hat ihre Wurzeln bei LU YÜ.[96]

Der Wandel in der geistigen Haltung des Menschen der Sung-Zeit gegenüber der Tang-Zeit spiegelt sich auch in der Form des Teetrinkens wider. Durch den Einfluß der Anhänger der *südlichen Zen-Schule*, in deren Kreis diese Form längst gepflegt worden war, verbreitete sich die Institution des zeremoniellen Teetrinkens *als sakrale Handlung* auch unter der breiten Masse der Bevölkerung. Sie wurde als *Weg zur Selbstbesinnung* verkündet.[97]

Fragmente dieses Kultes aus der Sung-Zeit finden sich heute noch vereinzelt wieder, z. B. in der Sitte, den Gast mit einer Schale Tee zu begrüßen, die mit beiden Händen überreicht und ebenso entgegengenommen wird.[98] Eine Kränkung bedeutet es, wenn die Schale mehr als die vorgeschriebene Menge von vier Fünftel des Volumens der Teeschale übersteigt oder etwa bis zum Rande gefüllt ist. Wenn die vorgeschriebene Form der Begrüßung des Gastes durch den Gastgeber nicht eingehalten wird, gilt dieses als eine ausgesprochene Beleidigung des ersteren. Umgekehrt kann der Besucher seinen Gastgeber verletzen, wenn er vor diesem beginnt, den Tee zu trinken. [99]

Der Tee Lung-ching aus der Provinz Che-kiang darf auch heute noch nur im Glas angeboten werden, damit der Gast Gelegenheit hat, seine natürliche Farbe zu bewundern und zu beobachten wie sich die feinen Blättchen im heißen Wasser bewegen.[100]

Ein besonderes Detail unter den Teegewohnheiten im heutigen China bildet die Vorschrift, daß *schwarzer Tee mit, grüner Tee* jedoch *ohne* Untertasse serviert werden soll.[101] Auch hieraus läßt sich der Schluß ziehen, daß der grüne Tee die ursprüngliche Aufbereitungsform gewesen sein muß, da die Benutzung von Untertassen erst zu einem späteren Zeitpunkt der chinesischen Geschichte in Mode kam.

Im Verlauf der durch LU YÜ eingeleiteten Entwicklung machte sich der Einfluß des Tees auf den verschiedensten Gebieten des öffentlichen Lebens bemerkbar. Unter anderem wurde die chinesische Keramik durch ihn befruchtet und die Porzellanmanufaktur erhielt durch ihn schöpferische Impulse.[102] LU YÜ betrachtete die blaue Farbe als die ideale für die Teeschale, weil sie das Grün des Getränks noch vertiefte,[103] ein Hinweis mehr darauf, daß zu jener Zeit nur grüner Tee getrunken wurde. Die Sung-Dynastie, die den geschlagenen Tee verwendete, kreierte schwere Gefäße in blau-schwarz und dunkelbraun, um dadurch die hellere gelb-grüne Farbe des Aufgusses mehr hervorzuheben.[104] Während der späteren Ming-Periode wechselte wiederum der Geschmack und inspirierte zu jenem dünnen weißen Porzellan, das als chinesisches Porzellan überall in der Welt Bewunderung und Entzücken erregt.[105] Später versuchte man in Europa dieses Porzellan zu imitieren. Dieses gelang jedoch nicht vor dem Jahr 1710, als die ersten Produkte auf der Leipziger Messe gezeigt wurden, die *Gottfried Boettger* nach chinesischen Vorbildern hergestellt hatte.[106]

Schon früh wurde der Tee von den Dichtern besungen. Vor allem aber während der Sung-Zeit steigerte er die dichterischen Schöpfungen in einem so erheblichen Maße, daß man von einem Zustand des Hochgefühls sprechen konnte. Parallel dazu kam es zu einer weiteren Differenzierung des Teegeschmacks, der durch besondere Mischungen neue Sorten hervorbrachte. Auf speziellen Teeveranstaltungen wurden Wettbewerbe arrangiert mit dem Ziel, die beste Teemischung zu prämieren.[107]

In die Sung-Periode fällt die Regierungszeit des Kaisers *Hui-tsung* (1101—1124 n. Chr.). Die Geschichtsschreiber werfen ihm Mangel an Herrscherkunst vor mit der Begründung, er habe allzu viele künstlerische Ambitionen an den Tag gelegt. Es ehrt sein Andenken, daß er einen großen Teil seines Vermögens zum Ankauf seltener Teesorten verwendete. In einer Abhandlung aus seiner Feder werden 20 verschiedene Teesorten beschrieben.[108] Das Interessante an dieser Mitteilung aus dem 12. Jahrhundert ist, daß der sogenannte „weiße Tee", der dort als der seltenste und feinste ausgezeichnet wird, 700 Jahre später in einer Schilderung aus Persien wieder in Erscheinung tritt als eine sehr seltene aus Tonkin importierte Sorte.[109]

Der weiße Tee ist einer der berühmten Teesorten, die früher ausschließlich am chinesischen Hof Verwendung fanden. Es ist leicht zu verstehen, daß er als Exportware keine Bedeutung erlangen konnte, da er wie andere dieser empfindlichen Teesorten schon bei der geringsten

Feuchtigkeit zerstört wird.[110] Das gilt vor allem für die Seetransporte. Dieser seltene weiße Tee wurde um die Jahrhundertwende ausschließlich in Yezd, im damaligen Persien, getrunken, wohin er nur auf dem Landweg gelangt sein kann.[111] Dieser wie auch andere der exklusiven Tees wurden, wie KOCHS erwähnt, von den Mandarinen in China in sehr kleinen Büchsen als gegenseitige Geschenke einander zugesandt.[112]

Der weiße Tee wird ausschließlich aus noch ungeöffneten Blattknospen hergestellt, die nur im Frühling geerntet werden können. Er läßt sich auch heutigentags als das feinste und edelste Produkt des Teestrauches bezeichnen. Seine Farbe rührt von dem weißen seidenartigen Flaum her, mit dem die Blattknospen bedeckt sind. Der Aufguß ist schwachgelblich, fast unscheinbar. Desto stärker ist sein Effekt, der ein Optimum an Heilkräften spendet. Dem weißen Tee fehlt jede bittere Nuance. Er hat einen zart-süßlichen Geschmack. Für seinen Aufguß bedarf es lediglich eines Minimums an Quantität. Dieser weiße Tee entspricht dem als T'U CH'UAN bezeichneten Heiltrank, dem diese Arbeit ihren Titel verdankt.

Soweit er heutigentags manufakturiert werden sollte, dürfte der weiße Tee im wahrsten Sinne des Wortes nur auf der Goldwaage aufzuwiegen sein. Der Grund hierfür ist einleuchtend, wenn man bedenkt, daß allein für ein Gramm getrockneten weißen Tee mindestens 25 bis 30 Blattspitzen notwendig sind. Es läßt sich denken, wieviele Teesträucher beerntet werden müssen, um auch nur ein einziges Kilo herzugeben. Der verwöhnte Teetrinker kennt übrigens diese Teespitzen, die auch den feineren Sorten des indischen Tees als Geschmackskorrigens untermischt werden und die unter dem Vergrößerungsglas durch ihren Flaum erkennbar sind.*

Der hohe Wert, der dem Tee noch in späteren Jahrhunderten zugemessen wurde, wird ersichtlich aus dem Bericht über den Kaiser *Kautsung* (1736—1795), der seinem siegreichen Feldherrn *Tschau-hui*, heimkehrend aus Tibet, als Zeichen seines Dankes eine Tasse duftenden Tee

* Der an anderem Ort erwähnte „gelbe Tee" — siehe KRAEPELINS Teeuntersuchungen — ist eine Variante des weißen Tees. Diese entsteht dadurch, daß der Saft durch leichtes Rollen der Blattknopspen aus diesen austritt und den Härchen eine gelbliche Tönung verleiht.[113]

reichte.[114] Die Wurzel des Teestrauches gilt in China als Glücksbringer.[115] *

Das erste Land außerhalb Chinas, das den Tee kennenlernte, war vermutlich Tibet. Schon im 7. Jahrhundert n. Chr. kann man einen Teeexport dorthin nachweisen. Durch den Sohn des tibetanischen Königs *Srong-Tsen-Gam-Po* (629—698 n. Chr.) wurde Tee, namentlich Ziegeltee, in seine Heimat eingeführt. Dort entwickelte er sich bald zum Nationalgetränk der Bevölkerung, wo er noch heute auf gleiche Weise wie damals zubereitet und genossen wird.[117]

Nach der Statistik ist Tibet das Land mit der größten pro-Kopf-Konsumtion der Welt, also ein noch größerer Teeverbraucher als Großbritannien. Es werden 30 bis 40 Tassen Tee pro Tag getrunken, was einem jährlichen Verbrauch von zirka 12 Kilo pro Person entspricht, gegenüber 4,8 Kilo des pro-Kopf-Konsums der englischen Bevölkerung.[118] Das Teetrinken ist so tief in das tägliche Leben des Tibetaners verflochten und seine Bedeutung in so hohem Maße in seinem Bewußtsein verankert, daß er beispielsweise den Tee als Entfernungsmaßstab verwendet: So entsprechen für den Tibetaner 3 Tassen Tee einer Wegstrecke von ungefähr 8 Kilometern.[119]

Der Tee hat sogar Eingang in das Nationalepos der Tibetaner gefunden. Dort kommt unter anderem eine Beschreibung vor über den Tee, der hohen Gästen vorgesetzt wird: „Der mit dem goldenen Teekrug einzuschenkende Tee stammt von den Blattspitzen des weißen Teestrauches . . .“ und: „. . . Der in dem goldenen Teetopf ausgeschenkte Tee ist von des Teestrauches Spitze als Erstling gekocht . . .“ Ferner: „Trinke diesen Tee, dann wird dein Ansehen groß. Den besten Bogen kannst du dann mit einem Kreuzstabspanner biegen . . .“ (d. h.: Der Tee verleiht Bärenkräfte).[120]

In das Tatarenreich und die Mongolei wurde der Ziegeltee ein paar Jahrhunderte später eingeführt.[121] Die Bedeutung, welche ihm dort zu-

* Auch die neuere Weltpolitik hat Beispiele für die hohe symbolische Bedeutung, die dem Tee heute noch in Ostasien zukommt. Nach einer Zeitungsmeldung soll der damalige Präsident Nord-Vietnams, *Ho Chi Minh,* im Jahr 1967 geäußert haben: „Wenn die Vereinigten Staaten ihre Aggression gegen Vietnam einstellen, sind wir gerne bereit, Tee mit ihnen zu trinken.“ [116]

kam, geht aus der Tatsache hervor, daß zur Sung-Zeit auf den Pferdemärkten der Mongolei der Tee als legales Zahlungsmittel verwendet worden ist.[122] Der Tee wurde übrigens bis zu Beginn dieses Jahrhunderts auch in China noch als Zahlungsmittel benutzt, z. B. wurde der Sold der chinesischen Soldaten in Form von Teeziegeln ausgeteilt,[123] der durch seine Fabrikationsweise hierfür besonders geeignet gewesen sein dürfte.

Für den Tee-Export in die tatarischen Gebiete und in die Mongolei ernannte die chinesische Regierung spezielle Bevollmächtigte, die mit der Regelung der Teeausfuhr beauftragt waren und vermutlich auch als Vertreter des staatlichen Monopols die Geschäfte mit den ausländischen Abnehmern abzuschließen hatten. Die finanziellen Vorteile, die die chinesische Regierung aus diesem Handel zog, waren beträchtliche. So wird unter anderem berichtet, daß das chinesische Finanzministerium um das Jahr 1068 n. Chr. durch die Geschäftsabschlüsse eines einzigen Bevollmächtigten nicht weniger als 4 Millionen Kuan und 10.000 Pferde vereinnehmen konnte.[124]

Tee war überhaupt im Laufe mehrerer Jahrhunderte das wichtigste, wenn nicht das einzige Ausfuhrprodukt Chinas und hat Sitten und Gebräuche Nordasiens stark beeinflußt. Die Wege, auf denen der Tee in die Mongolei und nach Tibet gelangte, sind die ältesten Teewege der Erde.[125]

*

Gleichzeitig mit seinem sich ausbreitenden Einfluß in China selbst fand der Tee seinen Weg nach Japan. Um das Jahr 552 n. Chr. wurde er erstmalig durch buddhistische Mönche über Korea aus China mitgebracht.[126] Wie in China zu Anfang seiner Geschichte, war auch in Japan die Sitte des Teetrinkens zunächst nur auf einen engen Kreis begrenzt, d. h. auf die Mitglieder der buddhistischen Klostergemeinschaften.[127]

Ein Bericht aus dem Jahr 729 n. Chr. besagt, daß 100 Mönchen des Klosters Scho-tu-ku Tai-schi durch den Kaiser *Scho-mu* in seinem Palast Tee dargereicht wurde.[128] Es wird darauf hingewiesen, daß dieser Tee aus China stammte, da zu jener Zeit in Japan noch kein Tee angebaut worden war.[129]

Durch den Buddhismus, im Jahr 621 n. Chr. zur Staatsreligion erhoben, wurde dem Tee der Weg in privilegierte Kreise bereitet.[130] Als der Kaiser *Saga* im Jahr 815 n. Chr. den Tempel Sosuku-ji besuchte, wurde er von dem Priester *Eichu* mit Tee bewirtet. Sein Wohlgefallen darüber drückte er in einem Gedicht aus.[131] So stark war die Verbindung zwischen Buddhismus und Tee, daß selbst die Händler, die den Tee zur Ashikaga-Zeit (1355—1565) verkauften, ihr Haar geschoren trugen und wie Mönche aussahen.[132]

Wie auch in China war die medizinische Bedeutung des Tees die Veranlassung für den Ruf, der ihn begleitete, und der Impuls für einen späteren Anbau. Der Beginn der Teekultur in Japan geht auf die Zeit des Kaisers Scho-mu (709—784 n. Chr.) zurück, als der in der Geschichte des Buddhismus unter dem Namen *Gyoki* bekannt gewordene Priester vermutlich in Aichiken die ersten Teepflanzungen anlegte, um, wie berichtet wird, die Gesundheit seiner Mitmenschen zu fördern.[133]

Mit Rücksicht auf die bekannten heilkräftigen Eigenschaften der Teepflanze, veranlaßte Kaiser *Kwammu* im Jahre 794 n. Chr., der medizinischen Abteilung seines Hofes eine Teepflanzung anzuschließen.[134]

Zwei japanische Mönche waren es, die mit kurzem Zwischenraum (805 und 806 n. Chr) Teesamen aus China mitbrachten, um sie in japanische Erde zu säen. Der erstere, *Saicho,* mit dem posthumen Namen *Dengyo Daishi,* der Begründer der Tendai-Sekte, legte seinen Teegarten in der Nähe von Kyoto an,[135] ein Umstand, der interessant ist im Zusammenhang damit, daß noch heutigentags die berühmtesten japanischen Teepflanzungen in Uji in der Umgebung von Kyoto liegen.[136]

Wie groß das Vertrauen auf die heilende Kraft des Tees zu jener Zeit im Volke schon verwurzelt war, bezeugt ein bei BERLINER erwähnter Bericht: „Gelegentlich einer Epidemie um die Mitte des 10. Jahrhunderts n. Chr. (unter der Regierung des Kaisers *Murakami)* zog der Priester *Kuya* eine von ihm selbst angefertigte Statue der *Joichimen-kwannon,* der Göttin mit den elf Antlitzen, durch die Straßen von Kyoto. Den Tee, welcher der Göttin geopfert wurde, verteilte er danach unter die Kranken, von denen viele ihre Gesundheit wiedererlangten. Auf diese Begebenheit soll die Sitte zurückgehen, jeweils am dritten Tag des neuen Jahres im Kuya-Tempel Tee zu bereiten und ihn als Vorbeugungsmittel gegen Krankheiten im kommenden Jahr zu genießen.[137]

Eine von der oben geschilderten Überlieferung abweichende Fassung erzählt, daß der Kaiser Murakami selbst schwer erkrankte und die Kwannon um Hilfe bat, indem er im Rokuhara-mitsu-ji-Tempel in Kyoto zu ihr betete. Daraufhin hatte er einen Traum, der ihn veranlaßte, der Kwannon Tee zu opfern und diesen Tee zu trinken.[138]

Im Norden Japans wird bei Krankheiten nicht der Kwannon, sondern dem hilfreichen Gott *Jizo* Tee geopfert.[139]

Der erste Autor in Japan, der in einer für die damalige Zeit wissenschaftlichen Fassung über die medizinische Bedeutung des Tees berichtet hat, war der Mönch und Zen-Meister *Eisai* (1141—1215 n. Chr.), der die Zen-Sekte in Japan begründete. In seinem zweibändigen Werk *Kissayojoki,* das im Jahr 1211 erschien, wird einleitend darauf hingewiesen, daß der Tee eine besondere Medizin sei, denn er verlängere das Leben und besitze eine mystische Wirkung.[140] Der Tee wachse an Berghängen und in Tälern und *der Boden, wo der Teestrauch gedeiht, sei heilig.*[141]

An dieser Stelle ist ein Hinweis von Interesse, der die Existenz des Teestrauches in Oberbirma betrifft. Dort wird er von den *Palaungs* noch heute *heilig* gehalten.[142] Der Gipfel des 1800 Meter hohen Loiseng-Berges, an dessen Hängen die fremden Samen zuerst gepflanzt wurden, trägt Pagoden und ein Kloster. Der Teestrauch wird von den Palaungs mit dem Namen „Let-pet" bezeichnet. Diese Bezeichnung führt darauf zurück, daß der Fürst dieses Volksstammes nur *eine Hand* (let-tit-pet) ausstreckte, um die Samen der unbekannten Teepflanze entgegenzunehmen, die ein Fremdling ihm anbot. Auch heute noch nimmt der Teestrauch im Volksleben der Palaungs eine zentrale Stellung ein.[143]

In seinem Werk erklärt Eisai im einzelnen den Wert des Teetrinkens, besonders dessen Einfluß auf das menschliche Bewußtsein durch seine Wirksamkeit gegen die Schläfrigkeit und Erhöhung der Konzentrationsfähigkeit, eine Seite seiner Wirkung, die man auch in Japan innerhalb des klösterlichen Lebens für die Meditationsübungen bewußt in Anspruch nahm.[144]

Als der letzte Shogun, d. h. japanischer Heerführer, aus dem Hause Minamoto, *Senetomo,* erkrankte, empfahl ihm Eisai Tee zu trinken und sandte ihm sein Werk. Die Krankheit besserte sich und Senetomo beschäftigte sich mit dem Studium dieses Buches. Damit wurde der Ruf der gesundheitsfördernden Kräfte des Tees weiter verbreitet. [145]

In der Zeit vor Eisai war der Tee, wie erwähnt, auch in Japan ausschließlich den Klöstern und dem kaiserlichen Hof vorbehalten. Im übrigen waren die Sitte des Teetrinkens und die damit verbundenen Gebräuche nach Abbruch der Beziehungen zu China im Jahr 895 n. Chr. weniger geübt und wurden nur noch in den Klöstern und Tempeln gepflegt.[146] Die Auf- und Zubereitung des Tees in diesem Zeitraum entsprach derjenigen der Tang-Zeit in China, der Verwendung von Ziegeltee.[147]

Der während der Sung-Zeit in China gebräuchliche *Pulvertee* wurde erst durch Eisai eingeführt, der dort die Lehre des Zen studiert hatte und von den chinesischen Mönchen in die Geheimnisse dieser Art der Teezubereitung eingeweiht worden war, die auch in seinem Werk beschrieben wird.[148] In demselben werden darüber hinaus die Regeln, nach denen der Anbau des Tees zu erfolgen hat, beschrieben. Eisai brachte selber Teesamen aus China mit, die er an verschiedenen Orten aussäte. Durch seine Initiative wurden Anbau und Verbrauch des Tees sehr gefördert, und damit gelangte Eisai in den Ruf als eigentlicher Gründer der japanischen Teekultur.[149]

Die Förderung der allgemeinen Verbreitung des Teetrinkens durch die Mönche fand eine ausgezeichnete Grundlage in dem letzten der fünf buddhistischen Gebote. Dieses verbietet den Anhängern der Lehre, berauschende Getränke zu sich zu nehmen.[150] Hier begegnen uns Tee und Alkohol wiederum als Antagonisten. In dem Werk *Shucharon* des Mönches *Ranjuku* wird eine Diskussion über den Tee und den Wein angeführt. Einer der Gesprächspartner tritt für den Wein ein, der andere erklärt, daß im Wein 36 Übeltaten verborgen seien und Buddha den Wein verboten hat.[151] In einem anderen Werk, *Shushokuron,* heißt es: „Wie friedlich — so eine Teegesellschaft! Ist sie nicht reizvoller als die Weinschale? Auch beim Wandel in der Buddhalehre wird gefordert, keinen Wein zu trinken. Menschen, die sich nicht an diese Ermahnung halten, können im Herzen keinen Frieden finden." [152]

Nach der Zeit Eisais gewann der Teekult in ganz Japan einen immensen Einfluß. Kaum eines der Lebensgebiete des japanischen Volkes verblieb unberührt von den gestaltenden Kräften, die von der Teelehre ihren Ausgang genommen haben. Hierüber schreibt OKAKURA: „Medizin war der Tee zuerst, Getränk wurde er danach. Im 15. Jahrhundert erhob ihn Japan zu einer Religion, zum Teeismus. Teeismus ist ein Kult, gegründet auf die Verehrung des Schönen inmitten der schmutzigen Tatsachen des Alltags, er umschließt Reinheit und Harmonie . . ." [153]

„. . . Die Philosophie des Tees . . . drückt zusammen mit Ethik und Religion unsere ganze Auffassung von Mensch und Natur aus. Sie ist Hygiene, denn sie zwingt zu Sauberkeit; sie ist Wirtschaftlichkeit, denn sie zeigt die Behaglichkeit eher in dem Einfachen als in dem Vielfachen und Kostbaren; sie ist moralische Geometrie insofern, als sie unser Gefühl für das Verhältnis zum All bestimmt. Sie verkörpert den wahren Geist östlicher Demokratie, denn sie macht alle ihre Anhänger zu Aristokraten guten Geschmacks . . ." [154]

„. . . Die Ideale des Teeismus haben seit dem 16. Jahrhundert unsere Architektur in einem solchen Maße beeinflußt, daß heute die gewöhnliche japanische Innenarchitektur wegen ihrer äußersten Einfachheit und Keuschheit in der Ausschmückung dem Ausländer beinahe dürftig erscheint . . . [155] . . . Unser Haus und unsere Gebräuche, Kleidung und Küche, Porzellan, Lackmalerei, ja, selbst unsere Literatur — alles das ist seinem Einfluß unterworfen gewesen . . . [156] . . . Alle berühmten Gärten Japans wurden von Tee-Meistern angelegt . . ." [157]

Bei HAMMITZSCH finden wir einen interessanten Vergleich, mit welchem er darzulegen versucht, welche Empfindungen ihn bewegten, als er erstmalig an einer japanischen Teezeremonie teilnahm: „Sie (die Teezeremonie) ließ ein eigenes Gefühl entstehen und erinnerte mich an ein Erlebnis, das ich vor Jahren einmal in der Heimat hatte. Wir waren in Süddeutschland gewandert und besuchten eine der oft einen so eigenen Reiz besitzenden Dorfkirchen. Mit uns war ein Freund, Musiker von Beruf und Berufung. Er setzte sich an die Orgel und spielte Bach. Und plötzlich fühlte ich, wie die Musik die ganze Weite der Kirche erfüllte, wie der Raum schwand und nur noch die Flut der Töne vorhanden war. Auch ich war gleichsam aller Körperlichkeit entblößt, von der Musik aufgesogen. Hier hatte ich ein gleiches Erlebnis. Die Wirkung der Teezeremonie war so stark, daß ein Gefühl der Selbstaufgabe, ein Gefühl des Einsseins mit allen Anderen . . . erwuchs . . ." [158]

In einer großen Anzahl Gedichte versuchten Poeten, unter denen sich auch kaiserliche Personen befanden, dem Erlebnis und der Gefühle Ausdruck zu geben, die der Tee ihnen vermittelte. Dabei erscheint die Natur in ihrer Vielfalt und Variation, die Jahreszeiten, die sich in der Landschaft widerspiegeln, und die sich damit verknüpfenden philosophischen Betrachtungen über das Leben, die Zeit und die Ewigkeit. Immer wird versucht, mit diesen Bildern in irgendeiner Weise das Gefühl der Harmonie hervorzurufen. Die Stimmung, die der Tee vermittelt, wurde bereits in China mit den Worten „Ehrfurchtsvolle Harmonie und klare Ruhe" umschrieben.[159]

BERLINER weist darauf hin, daß die Teegedichte nur auf eine Weise verstanden werden können: Sie geben Ausdruck dafür, daß der Teekult eine gefühlsmäßige, begrifflich nicht faßbare Einsicht hervorruft, daß der Teekult ein Weg ist, der zum Absoluten führt. Nur so erklärt sich das in ihnen Gesagte: „Wer den wahren Geist des Tees versteht, von dem fällt alles Irdische ab, er überwindet die sinnlichen Begierden. Sein Wille wird eins mit dem göttlichen Willen. Nur so verstehen wir, warum der Tee einen Weg zeigt, das große Prinzip des Lassens zu begreifen." [160]

Seit dem 15. Jahrhundert bemühten sich die Mönche, den Teekult auch unter dem einfachen Mann aus dem Volke immer mehr zu verbreiten, da man zu dieser Zeit zu der Auffassung gelangt war, daß der Teekult nicht mehr als ein Privileg einer besonderen Klasse betrachtet werden dürfte.[161] Im Teeraum konnte der Unbemittelte dem Reichen auf gleichem Niveau begegnen. Auch in den Zeiten, als die Stände streng voneinander getrennt waren, bildete der Teeraum die einzige Stätte, wo diese Unterschiede überbrückt wurden.[162] Der Teemeister *Kobori Enshu* (1579—1647) sagt hierzu: „Wer in seinem Herzen dem Teeweg verhaftet ist, für den gibt es nicht den Unterschied zwischen reich und arm." Und: „Wer auf diesem Wege ernsthaftes Streben hat, der verabscheue die Selbstüberheblichkeit."[163]

Für die Gepflogenheit der unterschiedslosen Begegnung im Geiste des Tees gibt die berühmte große Zeremonie von Kitano im Jahr 1587 n. Chr. ein Beispiel. An dieser Veranstaltung sollen zirka 800 Gäste aus allen Schichten des Volkes teilgenommen haben. Im Einladungstext, der im ganzen Land angeschlagen wurde, hieß es unter anderem: „Wenn jemand besonders unbemittelt, wie weit er auch hergekommen sein mag, wird auch er aus des Fürsten *Hideyoshi* eigener Hand Tee angeboten erhalten.“ [164]

Durch das gemeinsame Teetrinken sollte die Beziehung von Mensch zu Mensch gefördert werden, ohne die Integrität des einzelnen zu verletzen. — “Nichts Auffallendes sollte die Stille des Teeraumes stören und die Herzen der Gäste beunruhigen. Darin liegt jene geheime Verbindung von Mensch zu Mensch eingeschlossen.“ Den echten Teemenschen erkennt man dadurch, daß er „natürlich und nicht auffallend wirkt.“[165]

Aus anderen Berichten geht hervor, wie die Begegnung des Menschen mit dem Tee imstande ist, die Individualität zu fördern. Hierüber gibt eine Geschichte vom Teemeister Kobori Enschu ein Beispiel. Einer seiner Schüler lobte den Geschmack Enschus, den dieser durch die Auswahl seiner Kunstsammlung gezeigt hatte: „Jedes Stück ist so, daß jeder es bewundern muß, ob er will oder nicht. Das zeigt, daß du einen besseren Geschmack als der Großmeister *Rikyu* (1522—1591) hast, denn seine Sammlung konnte nur einer von 1000 Betrachtern würdigen.“ Traurig erwiderte Enschu: „Das beweist nur wie alltäglich ich bin. Der große Rikyu wagte es, nur die Dinge zu lieben, die ihm persönlich etwas sagten, während ich unbewußt dem Geschmack der Masse folge.“[166]

Vielleicht könnte man sagen, daß das Buch Rikyus, des größten Teemeisters Japans, *Chado* (Der Teeweg), für den Tee in Japan eine ähnliche Bedeutung gewonnen hat wie der Ch'a-king LU YÜS für den Tee in China. In seinem Buch ordnete Rikyu die alten Regeln der Teezeremonie und ergänzte sie mit neuen eingehenden Vorschriften, die sich bis in unsere Tage erhalten haben. Ihm verdankt das Ritual um den Tee seine höchste Blüte und Vollendung.[167]

Der Teekult umschloß nicht allein alle die formalen Details, die mit der Einladung des Gastgebers in sein Teehaus begannen und mit der Durchführung des Rituals selber verbunden waren. Zu ihm gehörte auch die Ernte des Tees und die Einbringung derselben. Hierüber schreibt HAMMITZSCH: „Der heute als der vorzüglichste anerkannte Tee Japans aus dem Anbaugebiet von Uji erfreute sich schon frühzeitig größter Beliebtheit in Hofkreisen. In der Ashikaga-Zeit war der Handel mit Tee, außer für speziell genehmigte Teegärten, überhaupt verboten. Daraus läßt sich seine Exklusivität zu jener Zeit ableiten. In Uji wurden die Teegärten im vierten oder fünften Monat des Jahres mit einem Sonnenschutz versehen. Diese Maßnahme war den anderen Teegärten verboten." [168] Man weiß, daß *Schattentee* durch besondere Qualität ausgezeichnet wird.*

Der Tee aus den Gärten von Uji wurde dem Hof vorbehalten. Für den Transport dieses Tees nach Edo, dem heutigen Tokio, der Regierungsstadt, waren im 17. Jahrhundert spezielle Bestimmungen bis ins kleinste Detail festgelegt worden. Die Straßen wurden abgesperrt und besondere Diener besorgten die Reinigung des Weges. Die versiegelte Teeurne wurde wie ein Staatsschatz behandelt. Die Leute mußten niederknien, um die Urne zu begrüßen.[170]

Welche andere Blüten der Teekult in Japan am Rande getrieben hat, läßt sich aus einer Reihe von Einzelheiten ersehen, die aus der Zeit der größten Verbreitung desselben überliefert sind.

Vom Beginn des 14. bis gegen Ende des 16. Jahrhunderts erfuhren die von den Chinesen übernommenen Teewettstreite in Japan eine große Verbreitung. Sie erfreuten sich größter Beliebtheit, wurden aber um die Mitte des 14. Jahrhunderts vorübergehend verboten, weil das Teeverkosten zur Nebensache geworden war und Begleiterscheinungen, wie Glücksspiele und Kunstschau, in den Mittelpunkt gelangten. Man verlor sich auch in Übertreibungen durch Steigerung der Anzahl von Teesorten von ursprünglich 4 bis auf 10 und sogar bis auf 100.[171]

Von den regierenden Schichten wurde den Angelegenheiten, die den Tee betrafen, großes Gewicht beigemessen. Eine Reihe von Verordnungen aus der Mitte des 17. Jahrhunderts lassen erkennen, daß bestimmte

* Der gebrühte Blättertee, wie er seit der Ming-Zeit in China gebräuchlich ist, war in Japan erst seit Mitte des 17. Jahrhunderts bekannt. Aus dem Alltagsgebrauch hat er zwar den Pulvertee verdrängt, der jedoch immer noch seine Stellung als „der Tee des Tees" innehat und aus der Teezeremonie nicht wegzudenken ist.[169]

Beamte eingesetzt wurden, die sich ausschließlich der Pflege und Bereitung des Tees zu widmen hatten. Erlassene Bestimmungen, die nicht beachtet wurden, konnten strenge Strafen zur Folge haben.[172]

Im Anfang des 15. Jahrhunderts fand der Tee als höchste symbolische Ehrung japanischer Kriegshelden seinen Eingang in die Armee: Kleine, mit Tee gefüllte Porzellanbüchsen wurden als Auszeichnung für Tapferkeit und Heldentum vom japanischen Kaiser verliehen und wie Orden getragen.[173] * Ungefähr aus derselben Zeit finden wir eine Bestimmung darüber, daß Teegeräte als Luxusgegenstände nur 20 Monate lang verpfändet werden durften, während die entsprechende Frist für Waffen auf 24 Monate angesetzt war.[175]

In den kriegerischen Zeiten dieses Jahrhunderts kam es oft vor, daß Piraten an den Küsten Koreas und Südchinas Schiffe plünderten. Eine alte Kunde aus Japan berichtet, daß die Plünderer bei solchen Gelegenheiten die auf den Schiffen befindlichen Schätze verschmähten und nur nach wertvollen Teebehältnissen suchten, die sie Teeliebhabern für teures Geld verkaufen konnten.[176]

Wieviel man zu jener Zeit bereit war, für kostbare Teegeräte zu bezahlen, geht aus einer Mitteilung hervor, die besagt, daß der zu seiner Zeit berühmteste Krieger Japans, *Takeda Shingen,* im Jahr 1569 einen Spion ausgesandt hatte, um seinen Feind *Imagawa* zu beobachten. In seinem Bericht erzählt der Ausgesandte unter anderem, daß Imagawa ein sehr luxuriöses Leben führe: Er habe für eine einzelne Teeschale 3000 Goldmünzen ausgegeben.[177] Eine andere Geschichte läßt verlauten, daß *Matsunaga Hisahide,* als sein Schloß im Jahr 1577 belagert wurde, seine geliebte Teeurne zerbrach, damit sie nicht in die Hände seiner Gegner gelangen sollte, die sie ebenfalls hoch schätzten.[178]

Nicht einmal die Insel Oki im Japanischen Meer war der *Kuroda*-Familie lockend genug, um als Tauschobjekt gegen ihre berühmte Bunrin-Teebüchse zu bestehen. Dieses Angebot, das von einem gewissen *Daimyo* gemacht worden war, wurde zurückgewiesen. Die Teebüchse

* Als Kuriosität kann erwähnt werden, daß das, aus den Samen des Teestrauches gewonnene, saponinhaltige toxische Öl im Altertum in Japan verwendet wurde, um Hieb- und Stichwaffen zu präparieren. Übrigens ist in neuerer Zeit eine gute insektizide Wirkung dieses Öles beim Reisanbau beschrieben worden.[174]

wurde so hoch geschätzt, daß selbst das Oberhaupt der Kuroda-Familie dieselbe nur einmal in seinem Leben sehen durfte.[179]

Die hier angeführten Beispiele deuten wenigstens teilweise darauf hin, daß sich der Teekult in Japan bereits im Laufe des 16. Jahrhunderts durch Tendenzen auszeichnete, die deutliche Züge eines auf die Spitze getriebenen Fetischismus trugen. Wenn es daher heißt, daß um die Mitte des 19. Jahrhunderts in Japan eine Epoche der Dekadenz des Teekultes einbrach, ist zu vermuten, daß diese Entwicklung schon vorher begonnen hatte, sich anzubahnen. Zu diesem späten Zeitpunkt hatte der Teekult unter dem Einfluß einer Vergegenständlichung seiner rituellen Hilfsmittel wesentlich von seinem Inhalt eingebüßt. Die Teezeremonie wurde in weiten Kreisen nicht mehr Ausdruck einer inneren Haltung, sondern zu einer prestigebetonten, ästhetischen Spielerei, die sich in Äußerlichkeiten verlor.

Erst seit dem nationalen Erstarken Japans im Jahr 1905 erfuhr der Inhalt der kultischen Handlung der Teezeremonie wiederum eine Renaissance.[180]

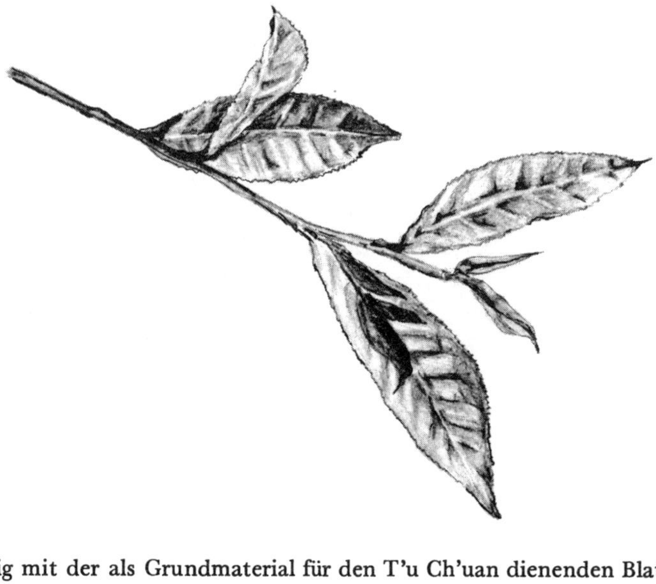

Teezweig mit der als Grundmaterial für den T'u Ch'uan dienenden Blattknospe

IV. DER TEE EROBERT DEN WESTEN. — MACHTERGREIFUNG DURCH DIE GENUSSMITTELINDUSTRIE IM INDISCHEN KULTURKREIS

Die neuere Geschichte des Tees, welche die Zeit seit dem 17. Jahrhundert betrifft, fällt mit der Einführung des Tees in Europa und seinen Kolonien zusammen. Diese trägt das Signum eines folgeschweren Unterlassungsfehlers seiner Chronisten, die dem Durchschnittsleser vielleicht nur als Bagatelle erscheinen mag: Die meisten Autoren lassen nämlich unerwähnt, daß der erste Tee, der nach Europa versandt wurde, *nicht schwarzer, sondern grüner Tee* gewesen ist.* Einige der wenigen Autoren, die an dieser Tatsache nicht vorbeigehen, ist SCHLEINKOFER: „Der in der ersten Zeit nach Europa gekommene Tee war ausschließlich grüner Tee, der wegen seines hohen Preises noch lange kein allgemeines Volksgetränk wurde.“ [181]

Da zunächst nur eine Sorte Tee, nämlich der grüne Tee, importiert wurde, blieb diese Tatsache in älteren Berichten unberücksichtigt. Bei neueren Autoren muß man sich fragen, ob dieser Lapsus auf Unwissenheit oder auf eine Bagatellisierung des Unterschiedes zwischen schwarzem und grünem Tee zurückzuführen ist, welches praktisch auf das gleiche herauskommt. Möglicherweise sind es aber auch Rücksichten kommerzieller Art, auf Importinteressen der vorderindischen Produktionsländer, denen ja der Löwenanteil der Herstellung des schwarzen Tees in der Weltproduktion zukommt. Letztere Annahme braucht nicht abwegig zu sein, wenn man erfährt, mit welcher Rücksichtslosigkeit die aufstrebende englische Teeindustrie seinerzeit gegen die chinesische Konkurrenz vorging: Es war „ein Kampf ohne Erbarmen“ (HUNG FU) [182]

Das kapitale Mißverständnis, dort wo von Tee die Rede ist, ohne

* Daß der erste Tee, der Europa erreichte, *grüner* Tee gewesen ist, bestätigt u. a. auch der schottische Arzt THOMAS SHORT in seinem *„Discourses on Tea, Sugar, Milk, Made Wines, Spirits, Punch, Tobacco, etc. with Plain Rules for Gouty People“* (London, 1750).

weiteres schwarzen Tee vorauszusetzen, ist von den Propagandisten des indischen Kulturkreises ausgenützt worden, indem sie die geschichtlichen Traditionen Ostasiens für die Werbung ihres schwarzen Tees in Anspruch genommen haben. Man mißbraucht das Image des chinesischen Tees, indem chinesische Symbole und Bilder für Produkte herhalten müssen, die Ostasien nie gesehen haben.

Damit wird naturgemäß bei dem unwissenden Nutznießer der Massenmedien im allgemeinen und dem Teekonsumenten im besonderen der Eindruck erweckt, daß Tee eben Tee, und die Geschichte des Tees schlechthin identisch mit dem *schwarzen* Tee sei, der ihm angeboten wird. Es wird ganz einfach mit der Unkenntnis der Konsumenten gerechnet, und da der Import von schwarzem Tee aus den ostasiatischen Ländern gegenüber des aus Ceylon und Indien, wie auch Indonesien und Afrika kommenden, einen verschwindend geringen Prozentsatz ausmacht, sind die letzteren die alleinigen Nutznießer dieser Propaganda.

Noch bedenklicher erscheint eine derartige Diffusion, wo es sich um wissenschaftliche Belange handelt, beispielsweise um Versuchsreihen, die an Tieren oder Menschen ausgeführt worden sind, um die Effekte der Tee-Wirkstoffe zu eruieren. Die meisten Autoren und Referenten solcher Experimente in Europa und in Nordamerika versäumen nämlich Angaben darüber zu machen, ob schwarzer oder grüner Tee verwendet wurde.

Es hat sich ferner gezeigt, daß wissenschaftliche Berichte über solche Versuchsreihen oder deren Resultate, die ausdrücklich unter Anwendung *grünen* Tees erfolgten, im Verlaufe derer für diesen Tee vorteilhafte Faktoren in bezug auf seinen Wert für die Gesundheit des Menschen eruiert werden konnten, bei der Wiedergabe in der Presse auf schwarzen Tee „umfrisiert" wurden.* Es ist schwer anzunehmen, daß es sich in sol-

* Als eine von vielen solcher verantwortungsloser Informationen registrieren wir den Bericht des deutschen Journalisten *Thomas Geerdes* in der Tageszeitung „Frankfurter Rundschau" vom 24. März 1962 unter dem Titel: „Teiji Ugai schwört auf Tee (Kampf der Atomverseuchung. Eine Entdeckung aus Japan)", die die von Professor *Ukai* (in dem Bericht irrtümlicherweise als Ugay bezeichnet) am *grünen* Tee gemachten Feststellungen gegen besseres Wissen auf den schwarzen Tee ummünzt. Angesichts der Bedeutung dieser Untersuchung, die allgemeines Interesse beansprucht, weil sie das heute so wichtige Problem der Radioaktivität und deren Abschirmung im menschlichen Lebensbereich betreffen, erscheint eine solche Praxis in der Berichterstattung als besonders verwerflich.

chen Fällen um Zufälligkeiten handeln sollte, da in den Abhandlungen selbst der Tee als grüner spezifiziert wird.

Vor allem aber ist dem grünen Tee Unrecht widerfahren, indem man seinen Wert als Heiltrank negierte und das Gewicht auf seine Bedeutung als reines Genußmittel legte: *„Der heutige Mensch kennt den Tee — leider — meistens nur als ein Getränk, an dem sich Unwissenheit und rechnender Wirtschaftssinn versündigen*" (GOETZ).[183]

Obwohl die Aufbereitungsweise des schwarzen Tees den Chinesen seit langem bekannt war, bestand der wesentliche Teil der chinesischen Produktion aus grünem Tee. In Japan wurde erst seit dem Jahr 1873 mit der Aufbereitung des schwarzen Tees begonnen.[184]

Für den genauen Zeitpunkt des Beginns der Manufakturierung des schwarzen Tees hat die Geschichtsschreibung offenbar kein besonderes Interesse gezeigt. Es ist jedoch durch den Ch'a-king als sicher belegt — worauf bereits hingewiesen wurde —, daß in China noch um das Jahr 780 n. Chr. schwarzer Tee nicht bekannt gewesen ist. Da dieses Werk den Tee in China aus allen seinen Aspekten behandelt, müßte auch der schwarze Tee, wenn er damals existiert hätte, bei LU YÜ figurieren. Sogar bis in das 13. Jahrhundert und sehr wahrscheinlich noch später tritt der schwarze Tee nicht in Erscheinung. Der japanische Zen-Meister Eisai, der, wie wir erfahren haben, für die Verbreitung des Teetrinkens in Japan eine entscheidende Rolle gespielt hat, erwähnt in seinem 1211 erschienenen Werk Kissayojoki den schwarzen Tee mit keinem Wort. In dem vorher erwähnten, 1597 n. Chr. in China veröffentlichten Pen-ts'ao kang mu wird auch „keine differenzierende Nennung von grünem und schwarzem Tee aufgeführt, lediglich zwischen verschiedenen geographischen Teesorten unterschieden. Es werden allerdings dunkler färbende Teearten erwähnt, wie z. B. der Wu-i ch'a, der als ‚sauer' charakterisiert und insbesondere bei Dysenterie empfohlen wird" (UNSCHULD).[185]

Man darf also davon ausgehen, daß bis in das 3. Jahrtausend der geschichtlichen Existenz des Tees die Blätter der CAMELLIA SINENSIS ausschließlich als *grüner* Tee manufakturiert worden sind.

Wahrscheinlich ist, daß die Praxis, schwarzen Tee aufzubereiten, sich im Laufe der Zeit durch neu hinzukommende Erfahrungen entwickelt hat und auf eine allmähliche Verfeinerung des Geschmacks im alten China zurückzuführen ist, eine Erscheinung, von der jede fortschreitende Zivilisation begleitet zu sein pflegt. Diese Verfeinerung des Geschmacks wurde im alten China mit der Auswahl von Teesorten auf die Spitze getrieben.

So erfuhr der Tee durch eine differenzierte Aufbereitung eine Wandlung vom Heiltrank zum Genußmittel.

Die Verarbeitung der Teeblätter zu schwarzem Tee führte Nachteile für die menschliche Gesundheit mit sich, wie die moderne Medizin — wie später gezeigt werden soll — unter Beweis stellen konnte.

Linné (1707—1778) war der Auffassung, daß der schwarze und der grüne Tee von zwei völlig verschiedenen Varietäten der chinesischen Teepflanze herstammten. Dem englischen Forschungsreisenden und Botaniker *Fortune* gelang es, diesen wissenschaftlichen Irrtum, dem er selber zuvor verfallen war, aufzuklären. Auf der Suche nach zwei verschiedenen Varietäten Mitte des 19. Jahrhunderts, also zirka 100 Jahre später, mußte er im Inneren Chinas seine diesbezügliche Theorie als unhaltbar erkennen.[186]

Der englische Arzt LETTSOM hatte jedoch bereits in seinem Werk über den Tee vom Jahr 1772 Linnés Theorie widerlegt. Er erklärt, daß die angeblich verschieden gearteten Pflanzen der schwarzen resp. grünen Teedistrikte Chinas beim Austausch ihrer Standorte gleichwohl für die Aufbereitung der anderen Teesorte dienen konnten. LETTSOM zieht den Schlußsatz, daß es die Umweltbedingungen sind, die den Ausschlag geben für die Eignung der jeweiligen Aufbereitungsart.[187] Bekanntlich werden in China der grüne und der schwarze Tee in verschiedenen Distrikten hergestellt. Es ist bezeichnend, daß der Schwarztee-Distrikt am weitesten entfernt von dem ursprünglichen Anbaugebiet des Tees, der Provinz Sze-chuan, gelegen ist.[188] Auch daraus läßt sich schließen, daß die Aufbereitung des schwarzen Tees einem viel jüngeren Zeitabschnitt zugehört.

Bei der in China vorkommenden resp. aus China stammenden Art des Teestrauches kann man also voraussetzen, daß für die Herstellung des schwarzen resp. des grünen Tees die Varietät keinen Unterschied ausmacht. Allerdings wird man mit SCHLEINKOFER die berechtigte

Vermutung aussprechen, *daß bestimmte Pflanzenarten resp. Varietäten für die Aufbereitung des grünen Tees geeigneter sind als andere.*[189]

Ein klassisches Beispiel für die Richtigkeit dieser Hypothese ist mit dem weltberühmten Oolong-Tee gegeben, der als halbfermentierte Sorte auf dem Weltmarkt eine exklusive Stellung einnimmt. Dieser Tee läßt sich nur aus den Blättern einer speziellen Varietät des chinesischen Teestrauches herstellen, die ausschließlich in der Provinz Fukien und auf der Insel Taiwan anzutreffen ist.[190] *

In anderem Zusammenhang werden wir zeigen, daß die *Camellia assamica,* der Hauptlieferant des schwarzen indischen Tees, für die Herstellung des *grünen* Tees *keine* Anwendung finden kann.

*

Der erste Handelstee erreichte Europa im Jahr 1610, und zwar zunächst das holländische Festland. Es war die Niederländisch-Ostindische Kompanie, die über ihren Stützpunkt in Bantam auf Java, zusammen mit anderen Waren aus dem Fernen Osten, auch eine Sendung japanischen grünen Tee mitbrachte.[192] Bis dahin waren nur sehr unbestimmte Nachrichten über die Existenz des Tees und seiner Anwendung nach Europa gedrungen.

Eine dieser Nachrichten geht zurück auf *Abul Hasan Masudi* (gest. 957 n. Chr.). Er berichtet in seinem Buch *Achbar al Saman* über China, wobei er sich vor allem auf den arabischen Reisenden *Ibn Wahab* beruft. Hier wird erzählt, daß „der König von China" im Jahr 879 eine Steuer erhoben haben soll auf eine Pflanze, die man in einem Aufguß von heißem Wasser trinke. Bezeichnet war diese als „assach" oder „sakh", womit vermutlich das chinesische „cha" gemeint ist.[193]

Ein Rätsel gibt uns der venezianische Reisende *Marco Polo* auf, der als erster Europäer China besuchte (1275—1292). Er erwähnt zwar in

* BALD bemerkt, daß für den besonderen Geschmack des Oolong-Tees, abgesehen von den speziellen botanischen Merkmalen, die diese Varietät auszeichnen, als weitere Faktoren die auf Taiwan (und in Fukien) herrschenden speziellen ökologischen Bedingungen, d. h. Boden- und Klimaverhältnisse, maßgebend seien. Hierbei ist es nicht uninteressant, zu erwähnen, daß die Engländer seinerzeit eine Kommission nach dem damaligen Formosa schickten, mit der Absicht, die Aufbereitungsmethoden des Oolong-Tees zu studieren, um sie auch in Indien zu praktizieren, eine Absicht, die mit einer Enttäuschung endete.[191]

seinem Bericht aus dem Jahr 1285 die Entlassung eines chinesischen Finanzministers, der auf eigene Faust die Teesteuer erhöht hatte. Seltsamerweise figuriert jedoch der Tee als Getränk nicht in den Reiseschilderungen Marco Polos. Das Widersprüchliche in diesem Umstand läßt sich vielleicht daraus erklären, daß Marco Polo in China weilte, zu einem Zeitpunkt, als sich die Mongolen das Land unterworfen hatten (1253—1368).[194] Allerdings macht SCHLEINKOFER darauf aufmerksam, daß auch die Mongolen im Laufe der Zeit den Tee schätzen lernten.[195], daß aber während jener Periode der Teegenuß noch einer religiösen Handlung gleichkam und deshalb möglicherweise unzugänglich für ausländische Besucher des Landes, die als Barbaren angesehen wurden, verblieb. Für dieses Argument spricht die Tatsache, „daß heute noch bei den *Dam-Mongolen* in Tibet (tsai-dan) nach dem Genuß des Tees nie versäumt wird, die Teerückstände als Opfer für die Ortsgeister über die drei Steine oder Erdschollen, die das dreifüßige Gestell des Kochgeschirrs bilden, auszuschütten".[196]

Dem italienischen Schriftsteller *Giovanni Battista Ramusio* wurde, seinem eigenen Bericht gemäß, um das Jahr 1550 durch einen arabischen Händler mit anderen Waren aus Ostasien auch chiai-catai, d. h. cha katagai („Tee der Chinesen"), gebracht.[197]

Manche Nachrichten über den Tee gelangten nach Europa durch Missionare, die Gelegenheit hatten, sowohl den Teestrauch wie auch das Getränk kennen zu lernen. Die Beschreibungen hierüber waren oft mangelhaft und daher irreführend und trugen zur Entstehung falscher Vorstellungen bei.* SCHLEINKOFER führt diesen Umstand auf „den oft geringen Bildungsgrad der Berichterstatter" zurück. Aufgrund derartiger Berichte fand der Tee auch Erwähnung in den Jahren 1588 und 1590

* Der Schweizer Anatom und Botaniker CASPAR BAUHIN beschrieb die Teepflanze, die er jedoch nie gesehen hatte, als eine Art von Fenchel in seinem, in Basel 1623 erschienenen Werk „Theatri Botanici". Gemäß dem holländischen Arzt WILLEM PISO in seinem Buch „De Indiae utriusque re naturali et medica" (Amsterdam, 1658) sind die Blätter des Teestrauches denen des Gänseblümchens oder der Winde ähnlich und die Blüten derjenigen der wilden Heckenrose. Sogar mit den Blättern des Sumachs wurden die Blätter der Teepflanze verglichen, nämlich bei dem Holländer JAN NIEUHOF in seinem Werk „Het Gezantschap der Neêrlandtsche Oost-Indische Compagnie aan den grooten Tartarischen Cham den tegenwoordigen Keizer van China..." (2 Teile, Amsterdam, 1665).[198]

im Zusammenhang mit den Schilderungen über den neu entdeckten Erdteil Asien, so z. B. bei *Maffeno.*[199]

Papst Gregor XIII. empfing im April 1585 drei japanische Gesandte, die gemäß der Zeitung „Avvisi di Roma“ zweifellos echte Japaner gewesen sein müssen, „da sie sogar warmes Wasser tranken“.[200] Es fällt nicht schwer, hieraus zu folgern, daß die japanischen Weltreisenden auch unterwegs ihren Tee nicht entbehren wollten.

Die Möglichkeit, wirklich in den Besitz von echtem chinesischem Tee zu kommen, war zu jener Zeit minimal. Gelangte jedoch einmal eine Mustersendung geringen Umfangs mit einem portugiesischen Schiffer in die Alte Welt, wurde sie mit unerschwinglichen Preisen belegt. So kostete z. B. ein halbes Kilo Tee bis zu 10 englische Pfund Sterling.[201]

Schon aus dem Jahr 1567 gibt es Nachrichten über den Tee in Rußland. Aber erst 1638 fand er durch das Geschenk eines Mongolenkhans von Upsa-nor an den Zaren, das aus 200 Paketen Tee bestand, dort Eingang. Der Überbringer, der russische Gesandte *Wassila Starkow,* war selbst im Zweifel, ob er mit dieser Gabe, die er für Gras hielt, nicht den Zorn des Zaren hervorrufen würde. Aber der Tee wurde in Moskau sofort günstig aufgenommen. Seit der zweiten Hälfte des 17. Jahrhunderts verbreitete sich die Sitte des Teetrinkens in Rußland.[202]

Im Teehandel spielte Rußland für Europa lange Zeit eine große Rolle. Mit Karawanen wurde der Tee monatelang auf dem Landweg von China nach Rußland gebracht und von dort aus nach den westeuropäischen Ländern exportiert. Dieser sogenannte russische oder Karawanentee galt lange Zeit hindurch als besser und reiner im Geschmack als der zur See verschiffte; nicht ohne Grund, denn bei dem viele Monate dauernden Seetransport im dumpfen Lagerraum teeriger Segelschiffe mußte das Aroma des Tees stark leiden.[203]

Die Tatsache, daß der *grüne* Tee den europäischen Kontinent im ersten Umgang eroberte, und zwar in seiner Eigenschaft als Arzneikraut, wird unter anderem durch die Rolle beleuchtet, die der Tee zu jener Zeit als Streitobjekt unter den Ärzten spielte. Als solches wurde er gewürdigt und geschätzt — oder auch verworfen. Nach Ansicht der Ärzte, die für den Tee eintraten, sollte er „die Lebenskraft steigern, das Gedächtnis stärken und alle seelischen Tätigkeiten erhöhen“.[204]

Der grüne chinesische Tee hat so manche Dissertation zu inspirieren vermocht. Im Jahr 1648 — beispielsweise — erregte die These des Medicine Doktors M. PHILIBERTO MORISSET über den grünen Tee so sehr das Mißfallen der medizinischen Fakultät der Universität von Paris, daß man einige Exemplare derselben den Flammen übergab.[205]

In seiner Arbeit erwähnt MORISSET unter anderem, daß der „chinesische Tee Krankheiten, und zwar speziell des Gehirns, dem Sitz des Geistes, verscheucht, dessen Erschlaffung und Abstumpfung . . . verhindert, wie die Melancholie, Betäubung und Apathie, welche durch den Genuß von *Hyosciamus* (schwarzes Bilsenkraut), *Solanum* (Nachtschatten) und *Cicuta* (Schierling) erzeugt werden".

MORISSET vertritt die Auffassung, daß die Wirkung „dieses Nektars der Chinesen sogar Homers moli (Pflanze mit weißen Blumen und schwarzen Wurzeln), Alraune, wie auch die des Mistelzweiges der Druiden in seiner Bedeutung übertrifft . . . Daß er (der Tee) die überschüssige Feuchtigkeit entzieht, den Körper mit Wärme, das Gehirn mit Mut und die Seele mit Fröhlichkeit erfüllt".[206]

In der Arbeit MORISSETS, d. h. bereits im 17. Jahrhundert, begegnen wir also *dem grünen Tee als Anti-Droge par excellence gegen jene toxischen Substanzen,* die bei SCHENK als bewußtseinshemmende Gifte pflanzlicher Herkunft erwähnt sind und *die zur damaligen Zeit eine ähnliche Rolle gespielt haben wie die heute konsumierten pflanzlichen Rauschgifte.* Damit hat der französische Arzt Morisset schon vor mehr als 300 Jahren die Qualitäten des grünen Tees als einem *Remedium des Geistes* im Sinne des in unserer Arbeit dargestellten T'U CH'UAN erkannt.

Daß der Tee, der bis zur Mitte des 19. Jahrhunderts nach dem europäischen Festland gelangte, grüner Tee gewesen ist, geht unter anderem auch aus einem Schreiben der Kurfürstin *Liselotte von der Pfalz* vom Dezember 1712 hervor, das immer wieder in der Literatur auftaucht, nach welchem „der Tee wie Heu und Mist schmecke".[207] Von den Anhängern des Alkohols wurde der Tee als „Heuwasser" verspottet,[208] welches sich wohl ohne weiteres für den gelblich-grünen Aufguß des grünen chinesischen Tees glaubhaft machen läßt, niemals jedoch für einen Schwarztee, der endfermentiert in die Teekanne kommt und eine rotbraune Farbe produziert.

In seinem Kräuterbuch aus dem Jahr 1696 hat der Basler Arzt THEODOR ZWINGER hinweisend auf die bereits zu jener Zeit vielfach vorkommenden Fälschungen des chinesischen Tees, die mit Hilfe von anderen Kräutern, Farbstoffen und anderen Chemikalien praktiziert wurden, eine exakte Beschreibung des *echten* Tees gegeben.

„Das beste Kraut aber ist, welches eine *dunkelgrüne Farbe*, einen süßen, lieblichen Geruch, dem Violengeruch etwas gleich, und einen bitterlichen, auf süßlich neigenden Geschmack hat." [209]

Zunächst, d. h. bis in das 19. Jahrhundert, verblieb der Tee in Europa, wie einst in China und Japan, nur den exklusiven Kreisen vorbehalten. Dieses ist nicht verwunderlich, wenn man erfährt, daß eine Handvoll Tee in der Apotheke in Deutschland im Jahr 1657 mit 15 Gulden bezahlt werden mußte,* ein Pfund in den Niederlanden im Jahr 1666 mit 200 holländischen Gulden und in London um das Jahr 1680 mit dem hohen Preis von 60 Schillingen.[211] Im Jahr 1664 überreichte die Englisch-Ostindische Gesellschaft dem englischen König als eine große Seltenheit zwei Pfund Tee als Geschenk.[212]

In England wurde der Tee zum Modegetränk unter den Frauen des Adels, als die portugiesische Prinzessin *Katharina von Braganza*, eine große Teeverehrerin, 1662 Charles I. heiratete.[213] Ende des 17. Jahrhunderts bürgerten sich in Holland unter der wohlhabenden Bevölkerung Teeparties ein. Es wird erzählt, daß die Hausfrauen wegen dieser Gesellschaften ihr Heim den Dienern überließen und daß diese Mode den Ruin vieler Familien zur Folge hatte.[214]

Auf dem europäischen Kontinent beherrschte zunächst wie erwähnt der grüne Tee ausschließlich den Markt. In Holland wurde er erst allmählich seit Mitte des 18. Jahrhunderts von dem schwarzen Tee verdrängt,[215] während er z. B. in Deutschland bis in die neunziger Jahre des vorigen Jahrhunderts seine Stellung behaupten konnte.[216]

Auf den britischen Inseln und in Nordamerika dagegen trank man bis zu Anfang des 18. Jahrhunderts schwarzen Tee. Um diese Zeit be-

* In der Apotheke von Nordhausen im Jahr 1657 wie in Liegnitz 1662 war der Tee unter der Bezeichnung *Herba Schak* aufgeführt; in Ulm 1664 und Leipzig 1669 als *Fol. Theae*, in Magdeburg 1666 als *Herb. The* und im Catalogus der Dresdner Hofapotheke im Jahr 1683 als *Herb. Cha (Spec. Thee)*.[210]

gegnete er einer starken Konkurrenz durch den billigeren grünen Tee. 1712 bot in Boston ein Apotheker zum ersten Mal auch grünen Tee an,[217] in Edinburgh verkaufte im Jahr 1705 ein Goldschmied grünen und schwarzen Tee.[218] Es wirft ein Licht auf die Exklusivität, die der Tee zu jener Zeit für sich in Anspruch nehmen konnte, daß ein Vertreter dieser Berufsgruppe ihn feilhielt. In England selbst kam der grüne Tee erst 1715 in den Handel.[219] *

Sobald der Teehandel in England einen größeren Umfang angenommen hatte, wurde der Teeimport durch die Regierung mit Zollabgaben belegt (im Jahr 1660). Daraus ergab sich in der Folge ein reges Interesse für diese kostbare Ware als begehrenswertes Schmuggelobjekt. Da auch die Offiziere und Mannschaften der Transportschiffe selber Tendenzen zeigten, sich auf diesem Gebiet zu betätigen, mußten die Einfuhrbehörden etwa 1670 eine Verordnung herausgeben, welche es jedem Kutter oder Boot zur Auflage machte, Handelsschiffe aus China, die in den Dünen vor Anker gingen, zu beobachten und zu verhindern, daß dessen Besatzung Tee an Land bringen konnte.[221] Noch im Jahr 1772 wurden zwei Drittel des in England konsumierten Tees auf illegale Weise eingeführt.[222]

Seit Mitte des 18. Jahrhunderts begann der schwarze Tee in England wiederum Markt zu gewinnen. Um diese Zeit wurden nämlich öfters Verfälschungen aufgedeckt, teils wurden einheimische Pflanzen als „grüner Tee“ präpariert und verkauft, teils mischte man in China selbst den grünen Tee mit den verschiedensten Zusätzen. Mit dem 1875 in England erlassenen Gesetz gegen Lebensmittelverfälschungen und dem Einsatz eines Teeprüfers, der sämtliche eingeführten Tees auf ihre Echtheit kontrollierte, konnte den Verfälschungen Einhalt geboten werden. Dieses zeigte sich deutlich an den sinkenden Importziffern des grünen Tees. Damit schlug auch die Stunde für den indischen schwarzen Tee, der bis zum heutigen Tag den englischen Markt gemeinsam mit dem ceylonesischen Tee dominiert.[223]

---

* Wegen des hohen Preises des Tees zu dieser Zeit wurde es zur Gewohnheit, ihn nach der Anzahl der möglichen Aufgüsse zu beurteilen, die man mit der jeweiligen Sorte erzielen konnte. So ließen sich beispielsweise mit den gleichen Blättern der schwarzen Sorte Bohea dreimal, der schwarzen Kongo zweimal und mit grünem Tee drei bis fünfmal Aufgüsse herstellen.[220]

Einen revolutionierenden Einfluß auf den Teehandel übte die von dem englischen Grossisten *Thomas Lipton* im Jahr 1889 eingeführte Neuerung aus, den Tee, der bis dahin nur offen verkauft worden war, in Paketen mit aufgedruckter Qualität und Preisangabe anzubieten. Durch Aufkauf von Plantagen in Ceylon konnte er den Zwischenhandel ausschalten. Mit seinem Schlagwort „Direkt vom Teegarten in die Teekanne" brachte er den Tee zu billigeren Preisen auf den Markt.[224]

In Nordamerika gewann der grüne chinesische Tee seit Anfang des 18. Jahrhunderts eine beherrschende Stellung über den Schwarztee. Zu Anfang des 20. Jahrhunderts konnten dann die Japaner mit ihrem grünen Tee den chinesischen zurückdrängen. Noch bis in die dreißiger Jahre dieses Jahrhunderts zogen die Amerikaner jedoch den grünen Tee dem schwarzen vor. Von diesem Zeitpunkt an begann die indische Teepropaganda sich fühlbar zu machen.[225] Die hierbei zur Anwendung gelangenden Mittel und Methoden waren ebenso wie ihre Argumente wenig ehrenhaft für ihre Initiatoren.

In der nordamerikanischen Geschichte kommt dem Tee eine historische Rolle zu. Als Protest gegen den Teezoll stürmten am 28. Dezember 1773 in Boston 40 bis 50 als Indianer verkleidete Bürger ein englisches Teeschiff und warfen 350 Kisten Tee ins Meer. Dieses Intermezzo wurde zum Signal für den nationalen Befreiungskrieg der englischen Kolonie, welcher mit der Selbständigkeit der USA im Jahr 1783 sein Ende fand.[226]

Mit der Konfrontation mit dem Alkohol wiederholte sich in Europa ein Ereignis aus der Geschichte des Tees in China: Der Tee wurde aufgerufen, um das Übermaß der schlechten Trinkgewohnheiten zu bannen. Der holländische Leibarzt des Großen Kurfürsten, *Cornelius Bontekoe*, sein wirklicher Name war *Kornelius Decker*, der den Tee in Deutschland im Jahr 1657 bekannt machte, war der erste, der mit dem Tee als Ersatz den Kampf gegen den übermäßigen Gebrauch der gerade damals besonders stark genossenen alkoholischen Getränke aufnahm. Durch seine Schrift „*Zur Erhaltung der Gesundheit*" (1667), in welcher er den Tee als Getränk preist, bahnte er den Weg für den Tee in Deutschland.[227] Es ist jedoch nicht unwahrscheinlich, daß diese Propaganda für den Tee ursprünglich auf die Initiative der Holländisch-Ostindischen Kompanie zurückführt, die an Bontekoe als Dank für den steigenden Absatz ein ansehnliches Honorar auszahlte.[228]

In England wurde der Tee von den Abstinenzler-Bewegungen im aktiven Kampf gegen den Alkoholmißbrauch eingesetzt. So wurden im Jahr 1833 im Temperenz-Verein in Breston bei einem riesigen Teefest 1200 Personen bewirtet und Hymnen über den Tee verfaßt. Im Jahr 1836 nahmen in Liverpool 2500 Personen an einer Tee-Zusammenkunft teil. Überall errichtete die Temperenz-Bewegung Teegesellschaften. Im Jahr 1860 wurde der Tee in den Quäkerschulen eingeführt.[229]

Es waren die Abstinenzler in England, die den Tee im Volke populär machten. Aber auch die Kirche nahm sich der Propaganda für den Tee an: „Jede Kapelle, jedes Gotteshaus, jede religiöse Vereinigung mußte mindestens vier Teegesellschaften im Jahr geben." [230]

GOETZ weist darauf hin, daß der allgemeine Teeverbrauch den Verbrauch des Alkohols stark beeinträchtigt hat. Im Tee fand der bekehrte Trinker einen harmlosen und doch anregenden Ersatz.[231]

Daß der Tee aus dem Leben des englischen Volkes nicht mehr wegzudenken ist, läßt sich an manchen drastischen Beispielen aus der neuesten Geschichte erhellen, so aus der Äußerung eines Ministers im Kriegskabinett Churchills während des Zweiten Weltkrieges: „Für unsere Soldaten ist Tee wichtiger als Munition." [232] Und nach der erfolgten Aufhebung der Teerationierung im Jahr 1952 der Ausruf einer Tageszeitung: „Endlich — zwölf Jahre der Sklaverei sind vorüber . . ." [233]

*

Der Tee hat im Laufe der Zeit in manchen Ländern der westlichen Zivilisation endgültig Fuß gefaßt. Seine Bedeutung ist jedoch nirgends über diejenige eines beliebten Genußmittels hinausgelangt, dem stimulierende Effekte innewohnen. Alles, was am Tee und für den Tee getan worden ist, seitdem er in Europa als Hausgetränk heimisch wurde, betrifft die Verfeinerung der Geschmacksnuancen, die vor allem durch Mischung verschiedener Sorten erzielt werden sollen.

Der Eintritt des Tees in Europa und in die englischen Kolonien stand bereits im Zeichen der Dekadenz. Von seiner ursprünglichen Mission als geistiges Getränk und Mittelpunkt einer kultischen Handlung war nichts mehr befindlich. Zwar wurde er im ersten Umgang als Heilpflanze introduziert, auch mit dem Hinweis auf seine Vorteile für die mentale Verfassung des Menschen. Jedoch wurde er bald, wie erwähnt, zum Modegetränk in exklusiven Kreisen degradiert. Die essentielle Bedeutung, die der Tee für den Osten besaß und die Rituale, mit denen er dort verbunden war, verblieben dem westlichen Geist verschlossen resp. unverständlich.

Es ist zu vermuten, daß die Ursache hierfür in verschiedenen Umständen zu suchen ist, die einander ergänzen. Zunächst einmal war der Tee, der Europa erreichte, was seinen Wertgehalt betraf, zweifellos von geringer qualitativer Beschaffenheit. Dieses läßt sich erklären, teils damit, daß nur Sorten aus zweit- und drittklassigem Blattmaterial hergestellt, importiert wurden, da die eigentlichen Spitzentees, die bei den sakralen Zeremonien in China und Japan Verwendung fanden, infolge ihrer geringen Haltbarkeit nicht über die Grenze des Landes hinausgelangten. D. h. also, daß man bei dem Handelstee, auch bei dem grünen, eine Selektion im Sinne der exklusiven Produkte nicht voraussetzen konnte. Darüber hinaus war der Tee während des langen Seetransportes in ungenügender Verpackung schädigenden Einflüssen ausgesetzt, die seine Qualität des weiteren herabminderten.

Vor allem aber muß man sich daran erinnern, daß es in China und Japan der Buddishmus gewesen ist, dem die historische Rolle zukam, die Kräfte im Tee in ihrer eigentlichen Bedeutung zu erkennen und sie als ein Remedium des Geistes nutzbar zu machen. Auf dem Boden des westlichen Rationalismus konnte der Tee mit seiner subtilen Natur nicht gedeihen. Die traditionellen Bindungen waren ihm entfallen und die von Anfang an praktizierte Art und Weise als Importware, mit der er in die Alte Welt Eingang gefunden hatte, schaffte für seine Verbreitung eine völlig andere Ausgangslage. Um es mit GOETZ zu wiederholen: Unwissenheit und rechnender Geschäftssinn führten dazu, daß der geistige Aspekt des Tees dem Westen von allem Beginn an fremd bleiben mußte.

Anstatt der dem Tee zukommenden Tiefenwirkung erfolgte eine Entwicklung des Teetrinkens in die Breite, denn auch dort, wo er als „Tee-Feier“ im Rahmen gesellschaftlicher Ereignisse in den Mittelpunkt gestellt wurde, z. B. beim englichen 5-Uhr-Tee oder den holländischen Teeparties des 17. Jahrhunderts, handelte es sich um ein superfizielles Engagement, das eine gewisse Parallele mit den heutigen „Cocktail-Parties" nicht entbehrt. In beiden Fällen erschöpft sich der Sinn des Getränks in seiner Verwendung als Stimulantia. Allerdings muß hinzugefügt werden, daß die Wirkung des Tees und der heutigentags bei derartigen Veranstaltungen angebotenen alkoholischen Getränke eine völlig verschiedene ist, da nach einem bestimmten Zeitablauf die enthemmende Wirkung des Alkohols von einer lähmenden abgelöst wird, ein Vorgang, der beim Tee unbekannt ist.*

Für den Höhepunkt der Dekadenz, die das Teetrinken im 20. Jahrhundert im Westen erreicht hat, zeugen die vorwiegend aus den USA stammenden, aber auch in Europa kursierenden Teerezepte, die größtenteils unter Beimischung alkoholischer Ingredienzen angepriesen werden, für welche jedoch der Tee selber mehr oder weniger nur noch seinen Namen hergibt.[235] **

*

Schon bald, nachdem der Tee in Europa bekannt geworden war, wurden auch Versuche unternommen, die Pflanze selbst dort heimisch zu machen.

Das erste Land Europas, welches sich rühmen konnte, Teesträucher zu besitzen, war *Schweden.* Dem bereits zu Lebzeiten berühmten Leib-

---

* In diesem Zusammenhang wird auf die a. a. O. erwähnte Arbeit von KRAEPELIN verwiesen, in der er die mentale Wirkung des Alkohols und die des Tees einander in analytischer Darstellung konfrontiert.[234]

** Im übrigen versuchen große Importfirmen mit Hilfe einer außerordentlich geschickten Werbetätigkeit in Wort und Bild ihren Konsumenten zu suggerieren, daß eine Teesorte nur durch Beimischung anderer Sorten in Geschmack und Qualität verbessert werden kann. Durch die sozialen Umschichtungen sind Menschen in den Kreis der Konsumenten gelangt, denen jedes Traditionsempfinden abgeht. Die Schicht der Neu-Bemittelten wird durch diese Art von Werbung angesprochen. Dutzende von Teemischungen, die als Spitzenklasse angeboten werden, halten bei näherer Prüfung nicht den Versprechungen stand, die mit einem Hinweis auf deren Differenziertheit lautstark angepriesen werden. Dem Verfasser dieser Arbeit wurde die Gelegenheit geboten, in den vergangenen Jahren eine umfangreiche Anzahl an renommierten schwarzen Teesorten zu verkosten, die in Europa gemischt werden, mit obigem Resultat.

arzt am Hofe des Königs von Schweden und Botaniker *Carl von Linné* gelang es, durch seinen Landsmann, den Kapitän *C. G. Ekeberg*, einige Exemplare der CAMELLIA SINENSIS zu erhalten. Dieser hatte auf Linnés Empfehlungen hin beim Verlassen Chinas Teesamen in Anzuchtskästen an Bord seines Schiffes ausgelegt, die unterwegs keimten und aufgingen.*

Diesem geglückten Versuch waren viele Enttäuschungen und Fehlschläge vorausgegangen. So wurde einmal ein prachtvolles Exemplar, das Pastor *Pehr Osbeck* nach Schweden mitführte, bei einem heftigen Sturm am Kap der Guten Hoffnung über Bord gespült. Eine andere Pflanze wurde, noch ehe sie vom Schiff gelangte, im Hafen von Göteborg von Ratten angefressen, so daß sie einging. Ein anderes Mal, im Jahr 1757, schickte man Linné statt Teepflanzen zwei Büsche einer anderen Art der Camellia, für deren Transport die Königliche Akademie eigens einen Unkostenbeitrag von 300 Reichstalern bewilligt hatte. Der Irrtum erwies sich erst zwei Jahre später, als diese Büsche begannen, Blüten anzusetzen.[237]

Es darf wohl behauptet werden, daß die Ankunft der ersten chinesischen Teepflanzen in Schweden ein geschichtliches Ereignis von besonderer Bedeutung für die damalige wissenschaftliche Welt darstellte, um so mehr, als es sich um ein europäisches Land handelte, dessen klimatische Voraussetzungen a priori jede Möglichkeit für eine Existenz und Entwicklung der CAMELLIA SINENSIS auszuschließen schienen. Um so sensationeller mußte die Nachricht wirken, die durch Carl von Linné an wissenschaftliche Akademien und ausländische Korrespondenten erging, nachdem es ihm endlich gelungen war, diese Exemplare entgegenzunehmen und in der Orangerie des Botanischen Gartens der Universität Uppsala unterzubringen.[238] Auf eine Behauptung der Französischen Akademie der Wissenschaften, daß der Tee nur in China wachsen könne, beeilte sich Linné zu erwidern, er besitze in seinem Garten sehr lebendige Exemplare dieser Pflanze, welche er versuche zu vermehren, und von der er annehme, daß sie nicht weniger resistent sei als die Syringa.[239]

---

* Als Linné den von Kaempfer benutzten Namen Thea für den Teestrauch aufnahm (1737), dachte er dabei an den Anklang an Dea, die Göttliche.[236]

Eine Reihe von Dokumenten, unter anderem Briefe, die der zu jener Zeit bereits alternde Linné an Freunde geschrieben hat, nicht zuletzt seine Korrespondenz mit Kapitän Ekeberg geben Kunde davon, mit welcher leidenschaftlichen und geradezu rührenden Intensität und Überschwenglichkeit der Ausdrucksform Carl von Linné an einem glücklichen Ausgang dieses Vorhabens engagiert war, wie er ein neuerliches Mißglücken desselben fürchtet und mit geradezu abergläubiger Skepsis einer glücklichen Ankunft des Transportes entgegensah, der die Pflanzen nach Uppsala bringen sollte.

So schreibt er am 18. August 1763 an Ekeberg: „. . . Lebende Teebäume, . . . ist es möglich? . . . Sind es wirklich Teebäume? Wahrhaftig — wenn es Tee ist, werde ich den Namen des Herrn Kapitäns noch unsterblicher machen, als Alexandri Magni. Aber ich bin sicher, daß sie niemals unbeschädigt nach Uppsala kommen werden, das Schicksal steht immer großen Dingen zuwider . . . Ich bin alt, aber wäre ich gewiß, daß es echte Teebäume wären, würde ich es wagen, nach Göteborg zu gehen und sie selber im Arm nach Uppsala zu tragen."

Linné beschließt diesen Brief, indem er Ekeberg beschwört: „. . . Um Gottes willen — um der Liebe des Vaterlandes, der Naturwissenschaft willen und um alles, was heilig und in der Welt berühmt ist . . . mit der allerzartesten Sorgfalt vorzugehen . . ." [240]

Die erste Sendung mißglückte, weshalb Linné die wenigen noch in Göteborg übriggebliebenen Exemplaren zu erhalten erbat.

Dieses Mal wurde das Unternehmen von Erfolg gekrönt. Um die Monatswende Oktober 1763 reiste die Frau des Kapitäns Ekeberg in einem geschlossenen Wagen nach Uppsala. Während des ganzen Weges, d. h. 500 Kilometer, hielt sie den Kasten mit den Teepflanzen auf ihren Knien. Das war also zu einem Zeitpunkt des Jahres, der im schwedischen Klima bereits Kältegrade erwarten läßt. Am 3. Oktober 1763 konnte Linné endlich diese langersehnte Sendung in Uppsala in Empfang nehmen.[241]

Zu Anfang gediehen die Pflanzen und gelangten auch zur Blüte. Aber mit den Jahren stellte es sich heraus, daß sie das Klima nicht vertrugen wie Linné es gehofft hatte. Das letzte Mal das sie Erwähnung finden ist im Jahr 1769. Im Jahr darauf dürften sie eingegangen sein.[242] Von diesen Pflanzen sind Nachkommen nicht mehr befindlich.[243]

Die bald darauf nach *England* eingeführten Exemplare des Teestrauches wurden als Ziersträucher in Privatbesitz angepflanzt.[245]

In *Deutschland* überwinterte erstmalig im Jahr 1784 in Hohenheim bei Stuttgart ein Exemplar der CAMELLIA SINENSIS im Freien.[246]

Im Jahr 1839 erhielt der Leiter des Königlichen Botanischen Gartens in Paris LECOQ chinesische Teepflanzen aus Brasilien, die er mit gutem Resultat anpflanzte. In den folgenden Jahren versuchte LECOQ aus Blättern dieser Pflanzen Tee aufzubereiten. In seinem Werk *„De la Culture du Thé et sa préparation en France"* gibt er eine genaue Beschreibung seiner Bemühungen, die mit einer Goldmedaille belohnt wurden.[247] Weitere Versuche, Tee in *Frankreich* anzubauen, wurden unter anderem in der Provence und auf der Insel Corse vorgenommen.[248] Auch in der damaligen französischen Kolonie *Algier* wurden Mitte des vorigen Jahrhunderts Versuche gemacht, die Teepflanze zu akklimatisieren.[249]

Im Jahr 1908 promovierte PAUL A. DUPASQUIER an der Züricher Universität mit einer Abhandlung *„Beiträge zur Kenntnis des Thees"*, die sich unter anderem mit den Möglichkeiten beschäftigte, in Europa Tee anzubauen,[250] so in der *Südschweiz* und in *Oberitalien*, und zwar in Pavia, Palanza und auf den borromeischen Inseln.[251]

Um die Teemanufaktur in *Portugal* und *Brasilien* einzuführen, hatte der Kaiser von China dem portugiesischen König im Jahr 1816 eine große Quantität Teepflanzen und vier chinesische Arbeiter zum Geschenk gemacht.[252] Über eine Teemanufaktur in Portugal in der Folge weiß man nichts, dagegen wurde in Brasilien seit dem Beginn des 19. Jahrhunderts Tee angebaut.[253] Der Inhalt eines Berichtes, nach welchem *Vasco da Gama* zurückkehrend von seinen Entdeckungen und Er-

---

* Linné war der Auffassung, daß botanische Gärten gewissermaßen lebende Gewächsbibliotheken darstellen sollten, die Gelegenheit bieten könnten, die dort angesiedelten Gewächse zu studieren und ihre Anwendbarkeit für die Medizin zu prüfen. Deshalb versuchte er auch, für seinen botanischen Garten so viele ausländische Gewächse als möglich anzuschaffen, in der Hoffnung, daß diese, wenn sie sich als resistent erweisen sollten, in größerem Umfang in Apothekergärten kultiviert werden könnten. Er hoffte damit auch, seinem Land unnötige Importunkosten zu ersparen.

Dieser Gedankengang leitete ihn auch bei den Versuchen, die CAMELLIA SINENSIS in Schweden anbaufähig zu machen.[244]

oberungen in Indien im Jahr 1499 Teesamen und Teepflanzen mitführte, welche in den darauf folgenden Jahren auf den eben entdeckten *Azoren* kultiviert sein sollen,[254] hat sich nicht bewahrheitet. Ab 1840 wurde jedoch auf dieser Insel der Teeanbau in größerem Maßstab durchgeführt, wobei offenbar die chinesische Art des Teestrauches Verwendung fand.[255] Noch heute produzieren die Azoren schwarzen und geringe Mengen grünen Tee für den eigenen Bedarf und zur Ausfuhr nach dem Mutterland.[256]

Berichte über gescheiterte Versuche die Teepflanze anzubauen stammen aus *Australien* (1859) und *Nordamerika* (1800—1900). Die Ursachen für das Mißlingen lagen, was Australien betrifft, in den klimatischen Verhältnissen, da die dort herrschenden langen Perioden der Trokkenheit und heftige Stürme dem Gedeihen des Teestrauches unzuträglich sind.[257] Auch in den USA beruhten die Schwierigkeiten in Witterungsverhältnissen, vor allem aber auf der Unmöglichkeit, diese Versuche mit den hohen Lohnforderungen des Arbeitspersonals zu koordinieren.[258]

Unter den wenigen Ländern in Europa, in denen Versuche stattgefunden haben, den chinesischen Teestrauch zu akklimatisieren und denen es in der Folge gelungen ist, diese Initiative vom Niveau des Experiments zu einer regelrechten Produktion zu führen, gehören Rußland, der Iran (Persien) und die Türkei, alles Länder, deren Teegebiete geographisch unweit voneinander gelegen sind und daher ähnliche Voraussetzungen betreffend Bodenverhältnisse und Klimabedingungen besitzen.

Der erste Versuch in *Rußland* Tee zu pflanzen, wurde von dem Fürsten *Woronzow* unternommen, der sich im Jahr 1833 mehrere Teesträucher aus China kommen ließ. Einen Teil davon sandte er per Schiff als Geschenk an den armenischen Patriarchen *Nersses V.* Das Schiff kenterte jedoch an der kaukasischen Küste. Dort wurden die an Land gespülten Teepflanzen durch Leute des Fürsten *Gurieli* gefunden und in dessen Garten gepflanzt, wo sie ausgezeichnet gediehen.[259]

Ein größerer Anbau wurde erst im Jahr 1855 durchgeführt, als die Kaiserlich-Ökonomische Gesellschaft Samen, Sämlinge und einige Pflanzen aus China über Odessa importierte. Diese wurden in der Umgebung von Batum in West-Georgien angepflanzt,[260] in einer Gegend, die heute den Haupt-Teedistrikt Rußlands repräsentiert. Einen eigentlichen Aufschwung erlebte die Teekultur jedoch erst, als der Moskauer Teehändler *C. S. Popoff* im Jahr 1893 etwa 17 Hektar an der Ostküste des Schwarzen Meeres mit Teesträuchern bepflanzte.[261]

Der Erste Weltkrieg und die darauf in Rußland folgende Revolution brachten die aufstrebende Teekultur zum Stillstand.[262] 1924 entstand die Grusische Tee-A.G., der sämtliche Plantagen unterstellt wurden.[263] Seit der Jahrhundertwende sind in Georgien verschiedene Forschungsstationen gegründet worden; davon die erste bereits im Jahr 1900 in Tschakwa, einem Landstreifen am Schwarzen Meer mit subtropischem Klima. Es folgte 1914 die Gründung einer weiteren Teestation in Osurgeti, 1926 errichtete man in Tschakwa eine weitere Forschungsstation, ferner 1928 eine solche in Zugdidi, 1933 in Tbilisi (Tiflis) und schließlich 1953 in Anaseuli das Institut der Teeindustrie zur Erforschung der Biochemie und Technologie des Tees. Die ersten Samenstationen wurden 1925 in Tschakwa errichtet. Wesentliche Verbesserungen des Pflanzenmaterials konnten durch Akklimatisation erreicht werden. Die Entwicklung eines grusinischen Typs, der dem harten kaukasischen Klima und den speziellen örtlichen Bodenverhältnissen angepaßt ist, konnte 1951 erfolgreich abgeschlossen werden.[264]

Durch Erweiterung der Anbaufläche konnte Rußland Anfang der sechziger Jahre bereits nahezu zwei Drittel seines Bedarfs an Tee aus eigenem Anbau decken.[265] Davon werden 25 Prozent als grüner Tee verarbeitet.[266]

Im vorigen Jahrhundert wurden Japaner und Chinesen als Arbeiter in die Teebetriebe in Rußland verpflichtet. Die Anzahl derselben verringerte sich doch bald auf einen einzigen Chinesen als Spezialisten. Um den Mangel an Arbeitskräften zu heben, wurden Frauen und Kinder als Teepflücker angestellt.[267] Heute ist sowohl die Ernte als auch die Aufbereitung des Tees in Rußland mechanisiert, nur der erste Pflück der dreijährigen Sträucher wird mit der Hand durchgeführt.[268]

Im *Iran,* dem früheren Persien, wird seit 1898 Tee angebaut. Die ersten nach dem Süden des Kaspischen Meeres gelangten Samen entstammten Pflanzungen Nordindiens, und zwar aus dem Kangra-Tal. Die dort angepflanzte Art ist identisch mit dem chinesischen Teestrauch.[269] Bis 1932 war der Teeanbau im Iran noch sehr gering. Heute kann das Land nahezu seinen Bedarf an Tee aus eigener Produktion decken. Der Tee wird in Zwergbetrieben angebaut, die ihre Erzeugnisse an Fabriken zur Aufbereitung weitergeben. Von diesen befinden sich ungefähr die Hälfte unter staatlicher Regie.[270]

Der Teeanbau in der *Türkei* ist wesentlich jüngeren Datums. Die ersten Teesamen wurden im Jahr 1925 aus Rußland dorthin eingeführt. Dieser Versuch der türkischen Regierung scheiterte jedoch am Widerstand der türkischen Bauern, die keine Absatzmöglichkeit für den Tee sahen. Erst als die Regierung im Zusammenhang mit ihrem erneuerten Import von zwei Tonnen Teesamen aus Rußland im Jahr 1938 den Bauern eine Abnahmegarantie zusicherte, ließen diese ihre Bedenken fallen.[271]

In der Folge zeigte es sich, daß der Pessimismus der Anbauer unbegründet gewesen war: Die Produktionsziffern stiegen von Jahr zu Jahr zu gleicher Zeit mit einer sich jährlich vergrößernden Anbaufläche und verhalfen den Teebauern sehr bald zu einem bescheidenen Wohlstand. 1960 konnten bereits drei Fünftel des Bedarfs aus eigenem Anbau gedeckt werden. Der Teebedarf in der Türkei selber ist aber auch mit der wachsenden Produktion gestiegen. Man rechnet damit, daß der Teeverbrauch mit 15 bis 20 Prozent pro Jahr auf Kosten des Kaffeekonsums weiter steigen wird.[272]

Der Teeanbau in der Türkei erfolgt in Zwergbetrieben mit einem Durchschnitt von 1,5 Hektar an den Hängen der Schwarzmeerküste bei Rize in einer Höhe bis zu 800 Meter ü. d. M. Die gesamte Teeproduktion wird in staatlicher Regie betrieben.[273] Ein Bauer, der die Absicht hat Tee zu pflanzen, erhält den Teesamen kostenlos vom Staat und außerdem ein zinsloses Darlehen für die ersten fünf Jahre als Ersatz für Ernteausfälle.[274] Die Produktion umfaßt ausschließlich schwarzen Tee, der in staatlichen Fabriken aufgearbeitet wird.[275]

Was Rußland, den Iran, die Türkei und die Azoren betrifft (und welches auch, wie später noch zu erwähnen sein wird, für die afrikanische Insel Mauritius gilt), so kann die Produktion dieser Länder an Tee bei der Beurteilung des Tee-Welthandels nicht ins Gewicht fallen, ebenso wie die Taiwans, welche nur ungefähr 2 Prozent des Welthandels ausmacht,[276] jedoch durch die Herstellung einer speziellen und exklusiven

Teesorte ihren Einfluß global geltend machen kann. Abgesehen von Taiwan ist die Produktion dieser Länder in erster Linie auf die Deckung des eigenen Bedarfs ausgerichtet.

*

Wurde bis zirka 1880 80 Prozent des Weltbedarfs an Tee von China gedeckt, welcher größtenteils noch aus grünem Tee bestand, begann mit dem Anbau auf Java und Sumatra, in Indien und auf Ceylon wie auch in Afrika ein neuer Abschnitt in der Geschichte des Tees. Dieser Teil umfaßt die verhältnismäßig kurze Zeit von etwa 135 Jahren und zeigt die wirtschaftliche Machtergreifung der Teepflanze durch das rein rationell denkende System des Westens und ihre Exploitation im Interesse einer Genußmittelindustrie, die in diesem Artikel ein willkommenes Objekt zu materieller Bereicherung erblickte.

Nachdem die Holländisch-Ostindische Kompanie, die erste große Kapitalorganisation der Welt,[277] wie auch die entsprechende englische Ostindische Kompanie durch den Teeimport aus China seit dem 17. Jahrhundert ein gutes Geschäft gemacht hatten, verstanden es die Engländer, ihrem indischen Tee, ebenso wie die Holländer des ihren auf Java und Sumatra angebauten, im Welthandel einen dominierenden Einfluß zu verschaffen.

Mehr als zwei Drittel des Tee-Weltexports erfolgt heute aus den in Indien, Pakistan, auf Ceylon und in Indonesien angebauten Kulturen. Der chinesische Anteil am Welthandel erreicht heute nicht einmal 10 Prozent und konzentriert sich vor allem auf den Export von grünem Tee an die nordafrikanischen Länder, den früheren französischen Kolonien.[278]

Bereits um die Jahrhundertwende war der chinesische Tee-Export um 38 Prozent gefallen,[279] nicht zuletzt durch den Verlust des englischen Marktes, von wo ihn der indische Tee, allein schon aus nationalen Gründen, leicht verdrängen konnte. Bei den Nordamerikanern, die besonderen Wert auf mikrobenfreie Nahrungs- und Genußmittel legen, wurde das Schwergewicht der englischen Propaganda auf den Vergleich verlegt, der mit einer Gegenüberstellung der Aufbereitungsmethoden der indischen und der China-Tees versuchte, dem amerikanischen Verbraucher die Lust am chinesischen Tee zu verderben, wobei vor allem die hygienischen Mängel bei der Aufbereitung des letzteren ausgespielt wurden.[280] Damit fiel auch die letzte traditionelle Position als Absatzmarkt für den grünen chinesischen Tee.

Man wird nicht fehlgehen, wenn man SCHLEINKOFER zustimmt, daß fast alle neuen Tee-Anbaugebiete, d. h. die seit der zweiten Hälfte des vorigen Jahrhunderts entstandenen, als dem indischen Kulturkreis zugehörend bezeichnet werden können. Darunter versteht SCHLEINKOFER: „. . . *Die aufgrund von Wissenschaft und allen maschinellen Neuerungen sich ergebende Anbauart und die maschinelle Zubereitung des Tees nach europäischen Grundsätzen, gleichgültig, ob der Anbau in Vorderindien selbst, auf Ceylon, Java oder Sumatra oder sonst wo auf der Welt unter westlichem Einfluß erfolgt — d. h. überall dort, wo der G e i s t der weißen Rasse die Erzeugung beherrscht oder beherrschte, nach seinen Gedankengängen betreibt und als Industrie ausgebaut hat. Das Hauptmerkmal dafür ist, neben dem Maschinenbetrieb, die Plantagen- (Großgarten-) Wirtschaft, die ins Große auf die ganze Welt übergreifende zielt.*“ [281]

Diese kurze Charakterisierung beinhaltet eigentlich bereits alles, was unsererseits als Polarität gegenüber der östlichen Teesphäre vorstellbar gemacht werden soll. Sie umreißt die Lebensgebiete, die der Tee in seiner verwandelten und zur Genußpflanze ohne geistigen Hintergrund degradierten Wertung umschließt, und zeichnet die Kluft zwischen diesem und einem aus dem Dunkel der Geschichte hervortretenden und durch Traditionen und heilige Kulte bereicherten Zeitalter, indem der Tee eine Bedeutung besaß, die der westliche Mensch im Grunde seines Herzens nicht verstehen *kann.* Am Beispiel des Tees und der Geschichte seines Verlustes für den Westen zeichnet sich die ganze Fremdheit zwischen Ost und West in ihren tiefsten Tiefen.

Der von der Mitte der dreißiger Jahre des vorigen Jahrhunderts zu rechnende Abschnitt der Geschichte des Tees entbehrt jedes traditionellen Hintergrundes. Nicht einmal ein Abschein der großen Epochen, mit der die Gestalt des Teestrauches uns im Milieu Ostasiens entgegentritt, macht sich geltend. Hier stehen Zweckmäßigkeitsdenken und kaltes Geschäftsinteresse gegen die erhabenen Sittenlehren Buddhas und die tiefgründigen Philosophien eines Lao-tse, in deren Schoß sich der Wesensinhalt des Tees als Wegbereiter geistiger Erkenntnisse und Einsichten erfüllen konnte.

Obwohl die ersten für den Anbau bestimmten Teesamen, die in Indiens Erde keimten, aus China stammten, sind doch die später folgenden systematisch betriebenen Ausrottungsbestrebungen der aus China stammenden Varietäten geradezu ein Symbol dafür, daß sich in dem Antagonismus der beiden großen Arten ein Gegensatz von tieferer Bedeutung verbirgt. Es geht um mehr als um eine nur aus praktischen Erwägungen sich ableitende Stellungnahme. Die entwicklungsgeschichtlichen Abschnitte des Tees, symbolisiert in diesen beiden Arten, der *Assamica* und der *Sinensis,* gehören gewissermaßen zweierlei „Räumlichkeiten" an, die einander fremd blieben, fremd bleiben mußten, denn sie hatten als Sinngebungen gänzlich verschiedene Ausgangspunkte. Auch das Entstehen der Hybriden aus diesen beiden einander so fremden Erscheinungen hat nicht dazu beitragen können, diese Kluft zu überbrücken, denn auch heute noch verfolgt der zielbewußte und geschäftsmäßig rechnende Züchter in der Hybride die Merkmale der *Sinensis,* derjenigen Art, von der WHITE einmal gesagt hat, sie sei die „Pest".[282]

Ein Teeanbau in *Indien* hätte bereits um das Jahr 1780 seinen Beginn nehmen können, als der englische Oberst *Robert Kyd* in seinem privaten botanischen Garten in Sibpur (Kalkutta) aus *chinesischen* Teesamen die ersten in Indien kultivierten Pflanzen zog.[283] Es gelang ihm aber nicht, die Englisch-Ostindische Kompanie für eine Teekultur in Ostindien zu gewinnen, da die Gesellschaft der blühenden Gewinne nicht verlustig gehen wollte, die sie durch den Teehandel mit China erzielte.[284]

Erstmalig wurde über einheimische Teepflanzen in Assam im Jahr 1815 durch Oberst *Latter* berichtet. Die Ehre der Entdeckung derselben wird jedoch Major *Robert Bruce* gegeben, der solche einheimische Teepflanzen auf einer Handelsreise in Assam im Jahr 1823 vorfand, von welchen einige Exemplare zwei Jahre später im Garten seines Bruders *C. A. Bruce* gepflanzt wurden.[285] Über wilde einheimische Teepflanzen in Assam berichtet auch Hauptmann *Andrew Charlton* im Jahr 1831. Er sandte einige an den Botanischen Garten in Kalkutta, die jedoch in krankem Zustand ankamen und für *Camellia japonica* gehalten wurden.[286]

Für die Entdeckung des wilden Tees in Indien wurde C. A. Bruce mit einer Goldmedaille von der englischen Society of Arts ausgezeichnet. Auf die Proteste von Hauptmann Charlton übergab die Agricultural and Horticultural Society of Bengal auch ihm eine Goldmedaille „als dem ersten, der festgestellt hatte, daß der Teestrauch in Assam beheimatet war.“ [287] Nur sein wirklicher Entdecker, Major Robert Bruce, der inzwischen gestorben war, wurde nicht bedacht.

Im Jahr 1833 trat ein Ereignis ein, welches zu einem Wendepunkt für die Teegeschichte werden sollte: In diesem Jahr verweigerte China den Engländern die Verlängerung des gemeinsamen Handelsvertrages. Damit sah sich England gezwungen, seinen Teebedarf durch die Inangriffnahme eigener Kulturen in seinen indischen Kolonien selber zu dekken. Dieses war der Auftakt zu dem weltweiten Teegeschäft unter englischer Führung.[288]

Im Zusammenhang mit dieser Initiative wurde auch ein Anbau der einige Jahre zuvor entdeckten *Assamica* erwogen. Der Vorschlag stieß zunächst auf hartnäckigen Widerstand, unter anderem des Botanikers *William Griffith*, der damit argumentierte: „Eine wilde Pflanze kann kaum ein so gutes Produkt liefern als ein Gewächs, das jahrhundertelang kultiviert worden ist.“ [289]

1835 traf die erste große Sendung Teesamen aus China in Indien ein.[290] Wie auch auf Java und Ceylon fiel das Resultat schlecht aus. UKERS meint, es sei als ob die alten Erzählungen sich hier bestätigten über die mystischen Kräfte, die jeden Versuch verhinderten, Samen der in China am meisten verehrten Pflanze aus dem Lande zu bringen. „Der weiße Mann bettelte um den Tee — um diese Gottesgabe der Chinesen —, aber wenn er selber versuchte, ihn außerhalb seiner Heimat China anzubauen, biß sie ihn wie eine Schlange oder stach ihn wie eine Natter.“ [291] Allerdings geschah es auch, daß die Chinesen vor deren Ausfuhr die Samen überbrühten oder andere Tricks verwendeten, um ihre Keimung zu verhindern.[292]

Ein geglückter Versuch mit der Chinapflanze wurde jedoch Fortune beschert, dem es im Jahr 1859 gelang, 12.000 Pflanzen aus chinesischen Samen zu ziehen und im Himalaja auszusetzen.[293] COHEN-STUART, der Anfang des 20. Jahrhunderts Leiter der holländischen Versuchsanstalt für Teekulturen in Buitenzorg auf Java war und dessen negative, ja sogar aggressive Einstellung gegenüber der *Sinensis* in bezug auf ihre Tauglichkeit als quantitativer und qualitativer Blattlieferant bekannt war, kommentierte den Erfolg Fortunes mit der Bemerkung: „Mit diesem Experiment im Himalajagebiet erscheint der Beweis erbracht, daß die *China*pflanze unter gewissen Voraussetzungen dennoch die bessere Varietät sein kann."[294]

Noch heute werden in den nördlichen Distrikten Indiens im Himalaja, nämlich Ranchi, Dehra Dun und des Kangra-Tales, ausschließlich *chinesische* Varietäten oder *China*hybriden gepflanzt, aus welchen der in Indien für den einheimischen Markt notwendige *grüne* Tee manufakturiert wird.[295]

Gleichzeitig mit den Versuchen, die mit der *chinesischen* Teepflanze in Indien durchgeführt wurden, legte C. A. Bruce im Jahr 1836 Saatbeete an mit Samen der *Assamica.* Im selben Jahr sandte er eine Probe schwarzen Tee, aus der wilden *Assam*pflanze hergestellt, nach Kalkutta, die als gute Qualität bezeichnet wurde.[296] Zwei Jahre später konnte man die erste Ladung, bestehend aus acht Kisten Schwarztee, nach London versenden, wo dieser Tee begeisterte Aufnahme fand, obwohl die Qualität noch zu wünschen übrig ließ. Eine bessere Qualität besaß der Tee, der mit einer Ladung von 95 Kisten im Jahr 1840 in der englischen Hauptstadt eintraf. Diese Sendung symbolisierte den Anfang vom Ende für den Import des chinesischen Tees nach England.[297]

Für die aufstrebende, auf Profit eingestellte englische Teeindustrie wurde die *China*pflanze bald zu einer Last. Bezeichnend ist ein Ausspruch von *Georg Williamson,* dem die erfolgreiche Entwicklung der Teeindustrie in Indien Mitte des vorigen Jahrhunderts zugeschrieben wird. Er betrachtet die *Sinensis* als ein Übel, „da es ein wohl festgestelltes Faktum ist, daß die *China*pflanze eine niedrigere Ausbeute in bezug auf Quantität ergibt".[298] * Allmählich wurde die *China*pflanze zum größten Teil zugunsten der *Assamica* verdrängt oder es entstanden Hybriden aus beiden Arten.[299]

Die Aufbereitung des schwarzen Tees in Indien wurde zunächst durch

---

* Das Problem Quantität — Qualität in seiner Beziehung auf die *Sinensis* wird uns später noch zu beschäftigen haben.

chinesische Spezialisten, die von den englischen Behörden ins Land gerufen worden waren, durchgeführt, und zwar nach den zwölf orthodoxen chinesischen Einzelbehandlungen. Man beschränkte sich jedoch allmählich auf vier Arbeitsgänge: Welken, Rollen, Fermentieren und Trocknen. Dieses vereinfachte Verfahren wird heute in allen neuen Teeanbaugebieten der Welt praktiziert.[300] Das Ende des 19. Jahrhunderts brachte die Erfindungen verschiedener Maschinen für die einzelnen Aufbereitungsphasen, die in verbesserten Formen heute noch gebraucht werden.[301]

Der wirkliche Anfang zu einer Kultur in großem Umfang erfolgte erst mit der Gründung der Assam-Tea-Kompanie in London mit einem Startkapital von 1 Million Pfund Sterling im Jahr 1839. Zunächst blieb jedoch der Erfolg aufgrund des Mangels an Sachkenntnis aus. Erst Mitte der fünfziger Jahre des vorigen Jahrhunderts konnten die Verhältnisse stabilisiert werden und die Kulturen erlebten einen großen Aufschwung. Allerdings wurden die Teegärten zum großen Teil Gegenstand von Spekulationsmanövern, die Angaben über die Höhe der Erträge stark übertrieben; Anlage und Bearbeitung der Pflanzungen ließen sehr zu wünschen übrig, was seinerseits eine schwere wirtschaftliche Krise im Teegeschäft in den Jahren 1865—1867 zur Folge hatte. Erst 1870 konsolidierten sich die Verhältnisse und es folgte ein Siegeszug des schwarzen Tees aus Indien wie auch von Java und Ceylon, begleitet von einer Verleumdungskampagne gegen den Chinatee.[302]

Der schwarze Tee macht heute 99 Prozent der Gesamtproduktion Indiens aus, davon stammen zirka 60 Prozent aus der Provinz Assam.[303] Der in Indien aufbereitete grüne Tee wird teils von der einheimischen Bevölkerung konsumiert, teilweise erfolgt sein Export nach Tibet und Nepal.[304] In *Nepal* selbst beschränkt sich der Teeanbau auf 120 Hektar.[305] In *Pakistan* wurden auf einem Areal von 32.000 Hektar, gemäß einer Statistik aus dem Jahr 1961, etwa 93 Millionen Kilo Tee erzielt.[306]

Die Geschmacksrichtung der Teekonsumenten der ganzen Welt ist heute überwiegend auf den schwarzen Tee eingestellt. Eine gezielte Werbung, die keine Kosten zu scheuen braucht, sorgt dafür, daß diese Monopolstellung des schwarzen Tees durch keinen Konkurrenten erschüttert werden kann. Allerdings existieren — abgesehen von den ostasiatischen

Ländern — noch andere Gebiete, deren Bevölkerung fast ausschließlich grünen Tee konsumiert, z. B. Marokko und andere Länder Nordafrikas.[307]

Ein zaghafter Beginn des Teeanbaues auf *Java* wurde bereits im Jahr 1684 gemacht, als der deutsche Arzt *Andreas Cleyer* Samen aus Japan mitbrachte, von denen er mehrere Teesträucher in seinen Garten in Batavia aufziehen konnte. 44 Jahre später, im Jahr 1728, veranlaßte die Holländisch-Ostindische Kompanie die Anpflanzung chinesischen Saatgutes, aber dieser Versuch wurde bald aufgegeben.[308]

Auch auf Java war es die *chinesische* Teepflanze, die zunächst die Grundlage für den Teeanbau bot. Im Jahr 1826 versandte man aus Japan Teesamen und zirka 500 Teepflanzen an den Botanischen Garten in Buitenzorg. Ihr Anbau erwies sich als erfolgreich.[309]

Der Rotterdamer Teehändler und Teeprüfer *Jacobson* führte während sechs verschiedenen Expeditionen in den Jahren 1827—1833 *chinesische* Teepflanzen und Teesamen wie auch chinesische Arbeiter nach Java ein. Dieser Teesachverständige muß als der wirkliche Gründer der Teeindustrie Javas betrachtet werden, oder jedenfalls war sein Einsatz von entscheidender Bedeutung.[310] Während seiner letzten Expedition, von der er 7000 Samen und 15 Arbeiter aus China mitbrachte, war er knapp mit dem Leben davongekommen. Die chinesische Regierung hatte eine Kopfprämie auf Jacobson gesetzt und die Mandarinen versuchten, sein Schiff mit der teuren Last zu kapern. Stattdessen fingen sie Jacobsons Dolmetscher, den sie irrtümlicherweise mit ihm selber verwechselt hatten und der auf einem anderen Schiff reiste.[311] 1843 publizierte Jacobson das bahnbrechende technische Buch über den Tee *„Handboek voor de cultuur en fabrikatie van thee"*.[312]

Auf Java wurde damals sowohl grüner als auch schwarzer Tee aufbereitet. Die Teekulturen, die völlig der holländischen Regierung untergeordnet waren, konnten jedoch aufgrund deren Agrarpolitik und wegen Mangel an Sachverständigen keine Erfolge zeitigen. Die Regierung sah sich schließlich durch die ständigen Verluste dazu gezwungen, im Jahr 1860 sämtliche Teeplantagen in private Hände zu übergeben.[313]

Bis zum Jahr 1878 siechte jedoch der Teeanbau dahin. In diesem Jahr brachte *John Peet* aus Indien *Assam*samen und neue maschinelle Aufbereitungsmethoden nach Java. Allmählich ersetzte die *Assam*pflanze, die zweifelsohne für eine Kultur im dortigen Klima besser geeignet war, die *Sinensis* und die modernen Maschinen die manuelle Manufaktur.[314] Der Teeanbau begann gewinnbringend zu werden und mehr und mehr Land wurde für diesen Anbau in Anspruch genommen. Die Errichtung einer Teeversuchsanstalt in Buitenzorg, eine der ersten der Welt, im Jahr 1902, die sich wissenschaftlich mit allen einschlägigen Fragen des Teeanbaues befaßte, konnte sehr viel zu der Entwicklung der Teekultur auf Java beitragen.[315]

Der Erfolg der javanischen Teeindustrie dehnte sich Anfang des 20. Jahrhunderts auf *Sumatra* aus. Nachdem ein Versuch 1894 infolge hoher Arbeitslöhne aufgegeben werden mußte, ergriff man 1906 eine neue Initiative für den Teeanbau, die im Jahr 1909 zu einer großangelegten Versuchspflanzung mit der *Assam*hybride führte.[316] Durch billige Bodenpreise unterstützt, unter Anleitung südindischer Tee-Experten entwickelte sich in den Jahren 1914—1920 auf Sumatra eine blühende Teeindustrie. Rationell arbeitende Großbetriebe wurden nach indischem Muster angelegt. Die Plantagen und Teefabriken auf Sumatra gehören zu den größten der Welt,[317] ebenso wie die Hektarerträge zu den höchsten aller Teegebiete gezählt werden.[318]

Die japanische Besatzungsmacht demontierte während des Zweiten Weltkrieges viele der Teeaufbereitungsanlagen auf Java und Sumatra. Dieser Umstand, zusammen mit den dem Kriegsende folgenden Wirren unter der Regierung des nunmehr selbständig gewordenen Landes, die die europäischen Tee-Experten und sachkundiges Personal des Landes verwiesen hatte, führte zu einem Niedergang der Tee-Erzeugung, der bis zum heutigen Tage nicht wettgemacht werden konnte.[319]

Java und Sumatra standen vor dem Krieg an dritter Stelle unter den tee-exportierenden Ländern.[320] Heute nehmen sie nur noch den fünften Platz ein.[321]

Zu einem Zeitpunkt, als in Indien und auf Java größte Anstrengungen gemacht wurden, um den Teeanbau zu fördern, schenkte man diesem Problem auf *Ceylon* noch keine besondere Aufmerksamkeit. Allerdings sollen die Holländer, zu Zeiten, ehe die Insel in englische Hände überging, ein paar mißlungene Teeanbauversuche gemacht haben, auf welche *Wolf* in einem Bericht aus dem Jahr 1782 hinweist.[322] Bis zum Jahr 1839 wird von keinen weiteren Versuchen berichtet. In diesem Jahr erhielt der Botanische Garten in Peradeniya Teesamen von der gerade zuvor entdeckten *Assam*pflanze. Diesen folgte im nächsten Jahr eine Sendung von 205 Teepflanzen. 1841 wurden auch aus China einige Teepflanzen eingeführt.[323]

Obwohl also anfangs die *Assam*- und die *China*pflanze Seite an Seite wuchsen und die ersten Teeproben, die 1866 von Ceylon nach London gesandt worden waren, von der *China*pflanze herstammten,[324] ging man bald dazu über, hauptsächlich *Assam*hybriden zu pflanzen, vor allem jedoch in den niederen Zonen mit feucht-warmem Klima, für das die *Assam*pflanze prädestiniert erschien. [325] Auf Höhen wie 1800 Meter ü. d. M. und darüber wurde die resistentere *China*pflanze kultiviert.[326] Teesamen importierte man zunächst aus Indien, später konnte der Bedarf aus eigener Produktion gedeckt werden.[327]

Der schon von Anfang an als günstig beurteilte Teeanbau auf Ceylon hätte vielleicht niemals seine heutige Blüte erreicht, wenn nicht das damalige Hauptausfuhrprodukt der Insel, der Kaffee, mit der Vernichtung der Plantagen durch den Kaffee-Rost in wenigen Jahren zum größten Teil verloren gegangen wäre.[328] Aus diesem Grund begannen viele Kaffeepflanzer, ungefähr mit dem Jahr 1875, sich auf den Teeanbau umzustellen, zunächst in den höheren Lagen, aber allmählich auch in den niederen Regionen.[329]

Nur die Ansiedlung indischer Arbeiter, der *Tamilen,* machte die Erschließung Ceylons erst für den Kaffee, dann für den Tee möglich, da die einheimische Bevölkerung Ceylons sich für diese Arbeit nicht eignete. Heute sind fast alle Teeplantagenarbeiter Inder oder deren Nachkommen.[330] Gelegentlich der indischen Unabhängigkeitserklärung im Jahr 1947 verloren diese Arbeiter ihre indische Staatsbürgerschaft, bei der darauffolgenden Unabhängigkeitserklärung Ceylons, 1948, wurde ihnen jedoch die ceylonesische Staatsbürgerschaft nicht zuerkannt. Die staatenlose Bevölkerungsgruppe der Tamilen bildet heute die Basis für die gesamte Teeproduktion Ceylons. Sie ist das Opfer eines zwischenstaatlichen Vakuums geworden, für dessen Lösung bis zum heutigen Tag noch kein Ausweg gefunden werden konnte.[331]

Innerhalb weniger Jahrzehnte konnte Ceylon eine führende Stellung im Wettkampf der internationalen Teeproduktion erobern, nicht zuletzt dank der zielbewußten und keine Ausgaben scheuenden Propaganda der englischen Pflanzervereinigungen.[332] Heute ist Ceylon — die Republik Sri Lanka — der zweitgrößte Schwarztee-Exporteur der Welt.[333]

Das jüngste Mitglied unter den Großproduzenten des Welt-Teehandels mit schwarzem Tee ist *Afrika.*

Die ersten nach diesem Kontinent eingeführten Teepflanzen waren Exemplare der *Assamica* und wurden 1851 im Botanischen Garten in Durban (Natal) in der *Südafrikanischen Union* ausgesetzt. Ein wirklicher Anbau begann jedoch erst im Jahr 1887 mit importierten *Assam*samen. Diese Pflanzungen sind die ältesten auf dem afrikanischen Kontinent.[334] Die zunächst mit Hilfe eingewanderter indischer Arbeiter durchgeführte sich allmählich erweiternde Kultur erlitt einen starken Rückschlag, als die indische Regierung im Jahr 1911 die Kuliauswanderung nach Natal einschränkte.[335] Damit stiegen die Arbeitskosten und die Teeindustrie verlor außerdem ein williges und sorgfältiges Arbeitsvolk, welches für das Fortkommen des Teeanbaues unentbehrlich war. Heute ist der Teeanbau in Natal unbedeutend.[336]

In *Malawi,* früher Nyassaland, versuchten die Missionare den Teeanbau 1887 in Blantyre einzuführen. Eine kommerzielle Bedeutung erhielt er jedoch erst im Jahr 1900.[337] In der Zeit bis zum Ende des Ersten Weltkrieges entstanden in *Tanganjika* Teepflanzungen unter dem Schutz der damaligen deutschen Kolonialverwaltung.[338]

In *Kenya* gab es schon vor 1914 einige von Europäern angelegte Teeplantagen.[339] Eine Erweiterung erfolgte jedoch erst seit 1925 und hat heute einen beachtlichen Umfang erreicht. Dieses gilt ebenfalls für den Teeanbau in *Uganda,* wo die Regierung im Jahr 1900 Samen aus Indien importierte. Auch hier erfolgte der Durchbruch für das Unternehmen im Jahr 1925.[340] Auch in *Zaire,* früher Belgisch-Kongo, in *Mozambique* und in *Südrhodesien* wird Tee in begrenztem Umfang angebaut.[341] In *Kamerun* pflanzten schon 1893 deutsche Siedler Tee, diese Pflanzungen verwahrlosten jedoch nach dem Verlust der deutschen Kolonien in der Folge des Ersten Weltkrieges.[342] In der letzten Zeit wurden dort jedoch neue Anbauversuche durchgeführt, wie auch in *Ruanda* und auf *Madagaskar.*[343]

Auf der Insel *Mauritius* begann der Teeanbau im Jahr 1883. Wegen der begrenzten Flächen und der hohen Produktionskosten ist eine wesentliche Erweiterung der Teekulturen nicht zu realisieren.[344] Der Teeanbau besteht hauptsächlich aus Kleinbetrieben, die in Genossenschaften zusammengeschlossen sind.[345] Der größte Teil der Produktion dient der Deckung des eigenen Bedarfs.[346] Die von Pflanzern in Kenya in den dreißiger Jahren durchgeführten Versuche in *Ätiopien* Tee anzubauen, entwickelten sich zunächst zufriedenstellend. Was aus diesen Plantagen geworden ist, erscheint heute unmöglich festzustellen.[347]

Die in Afrika angebauten Varietäten des Teestrauches sind ausschließlich verschiedene Hybriden der *Assam*pflanze (die nur zur Herstellung schwarzen Tees dienen).[348] Afrika steht zur Zeit am dritten Platz in der Tee-Weltproduktion.[349] Seine Möglichkeiten, die Teeindustrie auszubauen, sind nahezu unbegrenzt. Vor allem wird in verschiedenen Ländern dieses Kontinents daran gedacht, das Hauptgewicht der Produktion auf Kleinbetriebe zu verlegen und das geerntete Blattmaterial in zentralen Fabriken aufzubereiten.[350]

Nicht versäumt werden soll, hier auf die Plantagen aufmerksam zu machen, die seit etwa einem Jahrzehnt im Treuhandgebiet Australiens, auf der Insel *Neuguinea,* angelegt worden sind und laufend erweitert werden. Diese Anlagen, zunächst als Versuchsanlagen gedacht, haben inzwischen bereits ihre Anbauwürdigkeit unter Beweis stellen können.[351] Die Anlage dieser Pflanzungen erfolgt nicht an Berghängen, sondern ebener Erde im Talkessel, ohne Sonnenschutz, in einem sehr heißen tropischen Klima.[352] Die bisherigen Erfahrungen, die Urbevölkerung zur Arbeit auf diesen Plantagen heranzuziehen, geben zu der Hoffnung Anlaß, daß die *Assamica* auch auf diesem Stückchen Erde einen endgültigen Standort gefunden hat. Die Initiatoren haben hier die rationellen Anbau- und Aufbereitungsformen der *Assamica* in ihrer äußersten Konsequenz realisiert. Das ganze Unternehmen ist auf Zweckmäßigkeit ausgerichtet, durch straffe Planung gekennzeichnet und durchgeführt. Somit war es auch möglich, dieses frühere Sumpfgebiet einer werteschaffenden Industrie zu erobern.[353] Über die Qualität des auf Neuguinea angebauten schwarzen Tees waren jedoch seither Auskünfte nicht zu erhalten.

*

In den alten Teekulturgebieten Ostasiens, *China* und *Japan*, wird im Gegensatz zu jenen im indischen Kulturkreis der Anbau des Teestrauches größtenteils als *Gartenkultur* betrieben. Die Sträucher werden oft am Rande anderer Kulturen gepflanzt. Nur in den ausgesprochenen Teedistrikten Chinas widmet sich der Landwirt ausschließlich dem Teeanbau.[354] (Ein Bauer, der mehr als 100 Sträucher besitzt, kann bereits als „Großproduzent" betrachtet werden.[355])

Die Arbeit in den Teegärten wie auch die Aufbereitung des Tees, die in China ausschließlich als Handarbeit ausgeführt wurde, lag in den Händen der Familienmitglieder, auf die die verschiedenen Arbeitsgänge verteilt wurden.[356] Der Versuch, in der Zeit bis zum Zweiten Weltkrieg moderne Fabriken anzulegen, scheiterte an der konservativen Einstellung der teeanbauenden Bevölkerung.[357]

Ein wesentlicher Punkt, der von der Kritik an der chinesischen Teeproduktion oft übersehen wird, ergibt sich aus dem Tatbestand, daß die Tee-Ernte in China nur drei- bis viermal im Jahr stattfindet, während sie in Indien, auf Ceylon oder in Indonesien nahezu während des ganzen Jahres vor sich gehen kann. Eine Fabrik für maschinelle Teeaufbereitung würde also in China aus guten Gründen während des größeren Teils des Jahres unausgelastet bleiben müssen. Dessen ungeachtet hat die Volksrepublik China im Jahr 1949 staatliche Fabriken zur Teeaufbereitung erstellen lassen, welche die Ernten der Kleinbauern übernehmen. Hergestellt wird schwarzer, grüner sowie Ziegeltee, welch letzterer vor allem nach dem Inneren Asiens exportiert wird.[358] Der in der Volksrepublik China erzeugte grüne Tee geht in erster Linie nach den nordafrikanischen Ländern.[359]

In Japan wird der Tee, abgesehen von Kleinkulturen, auf den Inseln Hondo und Kiushu auf Großplantagen, ähnlich wie in Indien und auf Ceylon wie auch in Indonesien, angebaut. Auf diesen Plantagen wird vorwiegend nach maschinellen Methoden gearbeitet.[360] Ein großer Teil des Tees wird unter Zuhilfenahme einer speziellen Teeschere geerntet.[361] Die Aufbereitung erfolgt sowohl manuell als auch maschinell.[362] Von der Teeproduktion, die zum überwiegenden Teil aus grünem Tee besteht, wird ungefähr die Hälfte im eigenen Lande konsumiert, der in Japan hergestellte Schwarztee gelangt fast ausschließlich zum Export.[363] In der Teeforschung in der Welt steht Japan an hervorragender Stelle. Das Forschungszentrum in Shizuoka verdient in diesem Zusammenhang besonders hervorgehoben zu werden.[364]

Eine Sonderstellung in der Tee-Weltproduktion nimmt die Insel *Taiwan* ein, die seit dem Jahr 1894 unter der Herrschaft der Japaner Formosa genannt wurde. Diese Insel gehörte von alters her dem chinesischen Reich an und wurde im Jahr 1945 an China zurückgegeben.[365]

Der Teeanbau auf Taiwan wurde zuerst von den Chinesen eingeführt. Der für diese Insel charakteristische Oolong-Tee kam mit Siedlern aus der kontinental-chinesischen Provinz Fukien.[366] Dieser Tee, der nur in Fukien und auf Taiwan produziert wird, ist eine halbfermentierte Sorte mit einem sehr speziellen Aroma.[367] Während der Okkupationsperiode Taiwans durch Japan veranlaßte man eine große Erweiterung des Teeanbaues, vor allem wurden strenge Bestimmungen, den Export betreffend, erlassen, die die Ausfuhr minderwertiger Teesorten unterbinden sollten.[368]

Der Teeanbau auf Taiwan wird in der Hauptsache von Kleinbauern betrieben, die ihre Produkte an die großen Teemanufakturen abliefern.[369] Außer Oolong- wird der mit Jasminblüten parfümierte Pouchong-Tee hergestellt, der auf den einheimischen und japanischen Märkten zum Verkauf gelangt. 1930 begann man auf Taiwan auch *Assam*pflanzen anzubauen, um schwarzen Tee aufzubereiten. Zu diesem Zweck wurden modernste Maschinen importiert.[370] Auch auf Taiwan befindet sich die Teeforschung auf hohem Niveau. Zu erwähnen sind hier die beiden Versuchsstationen Yu-chih Tea Experiment Station, gelegen am Sun-Moon-Lake in Nantou, wie die Taiwan Tea Experiment Station Pin-chen in Pushin. Der Oolong-Tee genießt vor allem in den Vereinigten Staaten von Nordamerika, wohin 80 Prozent seines Exports gelangen,[371] den Ruf eines außergewöhnlichen Tees, dem man das Prädikat eines „*Champagner des Tees*" zuerkannt hat.[372]

Andere, für die Teeproduktion weniger bedeutende ostasiatische Länder, in der die Teepflanze vorkommt bzw. kultiviert wird, sind die

Halbinsel Korea, Malaya, Vietnam, die Schanstaaten in Birma und in Thailand.

Der Teeanbau in *Korea* dient lediglich zur Befriedigung lokaler Bedürfnisse.[373] Auf *Malaya* hatten die Chinesen seit langer Zeit die *China*pflanze angebaut, um Tee für den eigenen Bedarf herzustellen. Als jedoch der Tee erfolgreich auf Ceylon gepflanzt werden konnte, introduzierten englische Pflanzer im Jahr 1874 die *Assam*pflanze auf dem damaligen britischen Malaysia. Bis 1930 wurde der Tee nur für den eigenen Gebrauch produziert. In diesem Jahr fanden die ersten Exporte statt. 1950 gelangten ungefähr 80 Prozent der Produktion zur Ausfuhr. Die Hauptproduktion besteht aus schwarzem Tee und nur 5 Prozent fallen auf den grünen Tee.[374]

Was *Vietnam* (früher Indochina) anbetrifft, kann man annehmen, daß die Eingeborenen seit Jahrhunderten Tee aufbereitet haben, teils aus den dort wild vorkommenden Pflanzen, teils aus eigenem Kleinanbau. Bei der Ernte werden die Sträucher total kahlgepflückt, das Blattmaterial findet Verwendung für sowohl schwarzen als auch grünen Tee.[375] Als die französische Regierung im Jahr 1918 in Phu-tho eine Versuchsanstalt gründete,[376] wurde erstmalig der *Assam*typ aus von Java eingeführten Samen introduziert. Die später errichteten Fabriken waren mit modernsten Maschinen ausgerüstet, jedoch konnte die Absicht der französischen Regierung, den Teebedarf aus den eigenen Kolonien zu decken, trotz Subventionen nicht erreicht werden.[377] Nach jahrzehntelangem Kriegsgeschehen in Nord- und Südvietnam kommt dem Tee nur mehr eine lokale Bedeutung zu, indem die Landbevölkerung für eigenen Bedarf ihren Tee pflanzt.

In den *Schanstaaten von Birma und Thailand* (früher Siam) haben die Eingeborenen von jeher die dort vorkommenden wilden Teepflanzen benutzt. Diese dürfen von jedermann geerntet werden. Der von den wilden Pflanzen hergestellte Tee wird auch auf den einheimischen Märkten feilgehalten, jedoch zu niedrigerem Preis als das Produkt aus dem Anbau. Letzterer erfolgt in geringem Umfang betrieben auf Lichtungen, die man in die Wälder geschlagen hat, durch direkte Aussaat ins Freie.[378]

In den Schanstaaten wird der grüne Tee nach gleichen Methoden wie in Japan aufbereitet (Dämpfen, Rollen, Trocknen). Die Teeblätter werden jedoch dort nicht nur als Getränk verwendet, sondern durch ein besonderes Verfahren als Gemüse zubereitet, welches in Thailand *Mieng*, in Birma *Letpetso* genannt wird. Der Verzehr erfolgt zusammen mit anderen Speisen angerichtet mit verschiedenen Zutaten.[379]

Eine 1923 in Birma errichtete moderne Teeplantage mußte während des Zweiten Weltkrieges stillgelegt werden. Eine weitere Manufaktur entstand in den Nachkriegsjahren in Namhsan. Die Belieferung dieses Unternehmens mit Blattmaterial erfolgt durch kleinbäuerliche Betriebe; der dort produzierte schwarze Tee ist lediglich für den eigenen Markt vorgesehen.[380]

Bereits vor dem Ersten Weltkrieg wurden auch in anderen Erdteilen Teeanbauversuche unternommen, allerdings ohne den entsprechenden Erfolg, so z. B. auf *Jamaika*, auf den *Fidschiinseln*, den *Philippinen* und auf *Borneo*.[381] In Mittelamerika — in Mexiko und Guatemala — lagen die Ergebnisse solcher Versuche günstiger. In *Guatemala* konnte eine dem guten indischen Tee entsprechende Qualität erreicht werden. In *Mexiko* siedelte im Jahr 1900 eine Gruppe von 300 Japaner als Teepflanzer.[382] Noch heute bestehen Teepflanzungen sowohl in Guatemala wie in Mexiko.[383]

Auf dem südamerikanischen Kontinent wird Tee in den folgenden Ländern angebaut: Argentinien, Bolivien, Brasilien, Ekuador, Kolumbien und Perú.[384] In *Paraguay* wurde noch in den dreißiger Jahren versuchsweise Tee angepflanzt. HASSEL weist darauf hin, daß der Tee möglicherweise um die Jahrhundertwende durch den Botaniker und Experimentator *Moises Bertoni* dorthin gebracht worden sein könnte. Jedenfalls kultivierte der Sohn Bertonis eine Ceylon-Varietät im Botanischen Garten in Asunción.[385] Aber auch an einem anderen Ort in Paraguay wurden private Versuche durchgeführt, den Teestrauch heimisch zu machen. Ungefähr um das Jahr 1909 erhielt *Jorge Naville* in Villarrica 14 Samen von seinem Bruder aus Assam. Einen Teil davon gab er *Wilhelm Siebold*, dessen Samen alle aufgingen, während die von Naville nicht keimten. Aus den Samen von Siebold stammten 6 bis 7 Exemplare, die später einen großen Teil der Saat für den Anbau in Misiones (Argentinien) lieferten. Auch nach der Colonia Liebig in Corrientes (Argentinien) wurden diese Samen exportiert. Japaner in Argentinien, die früher die *China*pflanze angebaut hatten, ersetzten diese mit *Assam*pflanzen von Villarrica. Naville legte ebenfalls eine Pflanzung mit Samen Siebolds an,[386] aber da damals niemand etwas von Teekultur und -aufbereitung verstand, verwilderte diese und verkam.[387] Außer der *Assam*pflanze wurde in Villarrica auch die japanische Varietät der *China*pflanze kultiviert.[388]

In *Ekuador* steht der Teeanbau erst in seinen Anfängen.[389] Über den Teeanbau in *Bolivien* und *Kolumbien* konnten keine näheren Angaben eruiert werden.

In *Perú* wurden im Jahr 1927 Samen aus Japan durch den Konsul *Francisco Loayza* auf Initiative des Deputierten von Cuzco, *Benjamin de la Torre Mar*, eingeführt. Mit dem Teeanbau begonnen wurde im Jahr 1930 auf dem Landgut Huyro in der Provinz Convención del Cuzco. Auch die weitere Verbreitung des Teeanbaues in Perú erfolgte in privater Regie. Zur Zeit wird eine *Assam*hybride angebaut, die auf vegetativem Weg vermehrt wird, nachdem man von der anfangs praktizierten, generativen Methode abgekommen ist. Heute kultiviert man den Tee in Perú in Cuzco und Huánuco, neuerdings auch im Departemento de Puno in einer Höhe von 700—2600 Meter ü. d. M. Die Jahrestemperaturen in diesen Zonen schwanken zwischen 8 und 25 Grad Celsius, das Klima ist also frostfrei. Die jährliche Niederschlagsmenge liegt zwischen 1300 und 1500 Millimeter. In Perú wird nur schwarzer Tee produziert. Die Aufbereitung erfolgt sowohl manuell als auch maschinell. Das Gesamtareal der angebauten Fläche beträgt gemäß Angaben aus dem Jahr 1957 2190 Hektar, welche einen jährlichen Ertrag von 895 Tonnen Tee liefern. Die Ernte erfolgt während des ganzen Jahres.[390, 391] Perú exportiert seinen Tee nach Chile und England.[392]

In einem Land wie *Brasilien*, einem klassischen Produktionsland des Kaffees, hat der Tee natürlicherweise keine dominierende Position erobern können. Versuche wurden jedoch bereits um 1810 in kleinerem Umfang in Rio de Janeiro und São Paulo durchgeführt. Bei diesen Versuchen fand die *chinesische* Teepflanze Verwendung.[393] Dieses bestätigt auch LECOQ, der seine Pariser Versuchspflanzung um das Jahr 1839 — wie zuvor bemerkt — dank einer Sendung Teepflanzen *chinesischer* Prozedenz aus Brasilien angelegt hatte.[394] 1880 wurden von der Provinzregierung in Minas Geraës *Assam*samen aus Indien eingeführt und der alte Botanische Garten in Ouro Preto als Versuchsanstalt für Teeanbau eingerichtet. 1919 begann in dieser Provinz der Anbau mit *Assam*pflanzen, ebenso wie in der Provinz São Paulo. Diese Plantagen befinden sich in einer Höhe von 1000—1300 Meter ü. d. M.[395]

In Brasilien sind es in erster Linie japanische Siedler, die den Tee kultivieren. Erst neuerdings hat man damit begonnen, moderne Aufbereitungsmethoden zu praktizieren.[396] Über die Qualität des in Brasilien hergestellten Tees läßt sich nichts bestimmtes aussagen. Diejenigen Sorten, welche zum Export nach England, Chile und Uruguay gelangen,[397] gleichen in etwa den Produkten, die von afrikanischen Exporten her bekannt sind, liegen aber was Qualität anbelangt nicht auf der gleichen Höhe wie die ersteren. Es wird übrigens behauptet, daß die besseren Teesorten in Brasilien über den einheimischen Markt nicht hinauskommen.[398]

Unter den Teeanbauländern Südamerikas kommt *Argentinien* die größte Bedeutung zu. Dieses Land besitzt außerordentlich günstige Voraussetzungen, teils klimatisch, teils was die Bodenverhältnisse betrifft, und hat bereits begonnen, sich als Tee-Exportland einen Namen auf dem Weltmarkt zu machen. Der Autor dieser Arbeit hatte Gelegenheit, sich seit 1963 mehrfach bei Besuchen und Studienaufenthalten in der Provinz Misiones und auch Corrientes über die Verhältnisse in den argentinischen Teeanbaugebieten an Ort und Stelle zu informieren. In der Überzeugung, daß dem Teeanbau in Argentinien eine bedeutende Zukunft beschieden sein könnte, ist der Beschreibung der dortigen Verhältnisse, Umstände und Aussichten in dieser Arbeit ein unverhältnismäßig großer Platz eingeräumt worden.

Der Anbau der Teepflanze in Argentinien ist bis zum heutigen Tage auf die beiden nordöstlichen Provinzen Corrientes und Misiones begrenzt, d. h. ungefähr zwischen dem 26. und 27. Grad südlicher Breite, also innerhalb eines Gebietes, das bereits als subtropisch bezeichnet werden kann. Historisch, geologisch und ethnologisch ist vor allem Misiones ein äußerst interessantes, ja faszinierendes Stück Erde, von großartiger landschaftlicher Schönheit und Gestalt. Die originielle Zusammensetzung seiner Bevölkerung, die überwiegend aus Europäern und deren Nachkommen besteht, die aber auch fernöstlicher Einschlag auszeichnet, gibt ein Beispiel dafür, wie ein halbes Hundert Nationalitäten friedlich zusammen leben können.

Die Geschichte des Tees in Argentinien ist, im Gegensatz zu Brasilien, noch jüngeren Datums. Die ersten Teepflanzungen in Argentinien sollen durch den französischen Naturforscher und Botaniker *Aimé Goujaud* (genannt *Bonpland*) im Jahr 1830 in Loreto (Misiones) durchgeführt worden sein. Jedoch wurden diese Pflanzungen, wie berichtet wird, von paraguayischen Truppen, die die Provinz Misiones während des Trippleallianzkrieges 1864—1870 invadierten,[399] zerstört.[400] Nach der Zerstörung der Pflanzungen Bonplands wurden erst 1904, ebenso in Loreto, von *Antonio de Llamás* einige Teesträucher angepflanzt.[401] *

Über den Beginn eines kommerziellen Anbaues des Teestrauches in Argentinien gehen die Informationen auseinander. Als authentische Mitteilung darf jedoch angenommen werden, daß der russische Siedler *Wladimiro Hnatiuk* in der Colonia Tres Capones in Misiones um das Jahr 1910 Teesamen einer *China*hybride durch seinen Bruder erhielt, der diese vermutlich auf der Durchreise aus Villarrica (Paraguay) mitgebracht hatte.[402]

1924 verteilte das argentinische Ministerium für Landwirtschaft *chinesische* Teesamen in den Provinzen Misiones, Chaco, Formosa, Corrientes und Tucumán.[403] Zu welchem Resultat diese Initiative führte, ist nicht zu eruieren. Jedenfalls kann gesagt werden, daß heute weder im Chaco, Formosa, noch in Tucumán irgend eine Form von Teekultur

---

* Die in Posadas, der Provinzhauptstadt von Misiones, erscheinende große Tageszeitung *El Territorio* brachte im Jahr 1968 eine umfangreiche Beilage heraus, die dem Tee in Argentinien und seinen Problemen gewidmet war. Diese Nummer enthielt viele interessante Beiträge, Dokumente und Interwievs mit Personen, die sich noch an die Jahre des Beginns der Teekulturen in Misiones und Corrientes erinnern konnten. Allerdings divergierten manchmal die Zeugenberichte der älteren Personen, insbesondere betreffend des Zeitpunktes der Geschehnisse sowie anderer wesentlicher Details.

In Argentinien scheint für die Erforschung der Geschichte des Tees im eigenen Land leider kein profundes Interesse zu existieren. Auch dieser Tatbestand mußte natürlich dazu beitragen, die mühselige Kleinarbeit der Nachforschungen zu erschweren. Aus dem umfangreichen Material, das in der Sondernummer des Territorio präsentiert wurde, läßt sich einiges über die Geschichte des Tees in Argentinien eruieren. Soweit es sich um Informationen handelt, die einander bestätigen, haben wir sie als Unterlagen für unseren Bericht verwendet.

existiert. Was die Provinz Corrientes anbetrifft, so gibt es dort größere Teeplantagen, deren Pflanzenbestand sich jedoch fast ausschließlich (95 Prozent) aus dem *Assam*typ rekrutiert, sich also in keiner Relation zu der seinerzeitigen Initiative des Landwirtschaftsministeriums befinden kann. Demgegenüber ließ sich feststellen, daß die *Assam*pflanzen, die in Corrientes heute kultiviert werden, aus Samenbeständen herstammen, die in der Colonia Liebig geerntet waren. Diese ihrerseits führen zurück auf den Präsidenten der Yerbamühle Liebig, der durch die Vermittlung von Kew Garden in London im Jahr 1928 zwei Kilo *Assam*samen der Varietät Damsen's Betjam nach der Estancia La Merced in der Colonia Liebig schicken ließ. Noch heute existieren Exemplare der aus diesen Samen entstandenen 300 Pflanzen, die also als Stammpflanzen für die heute in Corrientes vorkommenden resp. angebauten *Assam*typen gelten können.[404]

Es steht fest, daß unter den japanischen Siedlern in Misiones noch im Jahr 1939 Teesträucher kultiviert worden sind, die aus den Samenbeständen der *chinesischen* Art herstammten, welche seinerzeit durch die Initiative des Landwirtschaftsministeriums zur Austeilung gelangt waren. Diesen Tee bauten die Japaner in erster Linie für den eigenen Bedarf an.[405]

Versuchsweise wurde im Jahr 1926 durch HASSEL in Colonia Yabebi (Misiones) eine Teepflanzung mit Samen aus Paraguay angelegt.[406] Ein Jahr später erfolgte die Anlage einer Teepflanzung aus Samen, die das Landwirtschaftsministerium aus Ceylon importiert hatte, auf der Chacra Experimental in Loreto (Misiones).[407]

Für einen Teeanbauversuch in Puerto Bemberg (Misiones) wurden in Villarrica (Paraguay) im Jahr 1928 zwei Kilo *Assam*samen und zwei Kilo Samen der japanischen Varietät der *China*pflanze versandt.[408]

Die ersten Anfänge für die eigentliche Teeindustrie in Misiones fallen in das Jahr 1939. In diesem Jahr wurden durch *Francisco Kuehnlein* und *Cornelio Swier* auf die Anregung des Schweizers *Emilio Flury* 2000 Kilo Samen einer ceylonesischen *China*hybride aus Paraguay importiert und die daraus entstandenen 150.000 Pflanzen unter 50 Kolonisten verteilt. Aus diesem Anbau erfolgte im Jahr 1943 die erste Tee-Ernte.[409] *

* Als ein interessantes Detail kann übrigens genannt werden, daß *Pedro Tolstoi*, ein Enkel des berühmten russischen Dichters *Leo Tolstoi*, seit 1941 als Inspektor der Teesektion bei der Cooperativa Agrícola in Oberá (Misiones) tätig war.[410]

Bis zum Jahr 1954 waren in Misiones nur 4800 Hektar Tee gepflanzt, die den einheimischen Markt noch lange nicht befriedigen konnten. In diesem Jahr verbot die argentinische Regierung den Teeimport. Diese Maßnahme hatte zur Folge, daß man in Misiones und Corrientes begann, Tee in großer Skala — jedoch ohne Planung — anzubauen. Die Samen hierfür kamen aus eigenen Beständen. Innerhalb von zwei Jahren (bis zum Jahr 1956) wuchs die Anbaufläche in total in Misiones auf 26.000 Hektar und in Corrientes auf 2600 Hektar an.[411] In der letztgenannten Provinz hatte die kommerzielle Teeindustrie um das Jahr 1934 durch *Gabriel Pech* ihren Anfang genommen.[412] 1952 wurde in Corrientes eines der größten Unternehmen für Teeanbau und -aufbereitung Argentiniens ins Leben gerufen, Las Marias, durch die Initiative von *Pablo Navajas-Artaza*, der bis Ende der sechziger Jahre 850 Hektar Tee, größtenteils mit *Assam*pflanzen aus Colonia Liebig stammend, angebaut hatte.[413] *

1951 existierten in Argentinien nur 16 Teefabriken. 1957 hatte sich ihre Zahl auf 249 Unternehmen erhöht.[415] Durch die abrupte Erweiterung der Anbaufläche überstieg die Produktion bald den inländischen Bedarf, so daß im Jahr 1968 etwa 75 Prozent der Jahresproduktion (zirka 15 Millionen Kilo) zum Export gelangten.[416]

Der Hauptabnehmer Argentiniens für den Tee ist Chile. Dort beträgt der jährliche Teekonsum etwa einen Kilo pro Kopf der Bevölkerung. Nach Chile sind Großbritannien und Holland die größten Abnehmer des argentinischen Tees. Dieser findet dort bei der Herstellung von Teemischungen Verwendung.[417] Der schlechteste Tee wird nach den USA verkauft, und zwar für die Herstellung von „Instant-Tee“. Dieser für den „Eistee“ besonders gern verwendete Tee soll vor allem stark färben.[418] **

---

* Dieses Unternehmen zeichnet sich durch seinen exemplarischen Aufbau in sozialer Hinsicht aus: Etwa 200 Arbeiter wohnen in Einfamilienhäusern, zu denen jeweils ein halber Hektar Gartenland gehört. Die Abzahlung dieser Eigentumswohnungen erfolgt durch eine zusätzliche Arbeitsleistung von 30 Minuten per Tag. Für die Belegschaft sind Arzt, Zahnarzt, Poliklinik, sieben Klassen Volksschule und eine Einkaufskooperative vorhanden. Auch besteht die Absicht, eine landwirtschaftliche Sekundarschule einzurichten.[414]

** Nach mündlichen Angaben aus Produzentenkreisen kauft übrigens die Firma Cocacola zur Herstellung ihres Getränks den Abfall der beschnittenen Teesträucher auf.[419]

Der Anbau des Tees in Argentinien erfolgt, abgesehen von einigen größeren Unternehmungen, hauptsächlich durch kleine und mittlere private Pflanzer, von denen nur ein geringer Teil in Kooperativen zusammengeschlossen ist.[420] 1967 gab es nicht mehr als sechs solcher Kooperativen.[421] Etwa 50 Prozent des Tees wurde von 15 bis 20 großen modern ausgerüsteten Fabriken aufbereitet. Der Rest kam von kleinen oder kleinsten, meist primitiven Fabriken, oftmals Familienbetriebe ohne Angestellte. Diese sind allerdings im Lauf der letzten Jahre verschwunden.[422] Während die Großunternehmer sowie die Kooperativen direkten Auslandsexport betreiben und auf diese Weise krisenfeste Ausgangspunkte besitzen, waren die kleineren und mittleren Fabriken immer wieder wirtschaftlichen Schwierigkeiten unterworfen, da sie sich gezwungen sahen, an kapitalkräftige Aufkäuferfirmen zu liefern, zu Preisen, die meistens ihre eigenen Unkosten nicht decken konnten.[423]

Durch die im Laufe der Jahre gestiegenen Arbeitslöhne und sozialen Verpflichtungen gegenüber den Arbeitnehmern waren die Pflanzer genötigt, ihre Ernte mit Verlust an die Fabriken zu verkaufen. Dieses hatte zur Folge, daß viele Pflanzer ihre Plantagen verwahrlosen ließen oder zerstörten, weil die Arbeit mit dem Tee sich nicht mehr lohnte.[424] *

Diese Schwierigkeiten, auf die wir später noch zurückkommen werden, haben zum großen Teil ihre Ursache in der Diskrepanz zwischen dem Tageslohn der Teepflücker einerseits und dem Kaufpreis der Aufkäufer andererseits. Eine aus solchen Schwierigkeiten beruhende Krise führte im Jahr 1972 zu dem sogenannten „Teekrieg“ in Misiones, in dessen Verlauf von den Pflanzern sogar Barrikaden errichtet und mehr als acht Tonnen Tee vernichtet wurden, um die Aufmerksamkeit der staatlichen Organe auf die katastrophale Notlage der Teeanbauer zu lenken.[426]

Indessen waren seit längerem Bemühungen im Gang, um auch durch Verbesserung des Pflanzmaterials die Lage des Teeanbaues in Argentinien aus den Schwierigkeiten herauszuführen, soweit sich diese in der Frage des Qualitätsniveaus begründeten: Hier hat die Teesektion der staatlichen Organisation INTA (Instituto Nacional de Technologia Agropecuaria), die in Cerro Azul in Misiones eine moderne Versuchs-

* Nach neueren Berichten aus Misiones scheint jedoch inzwischen eine Wendung zum Besseren eingetreten zu sein.[425]

station besitzt, durch ihre Forschungen eine beachtenswerte Vorarbeit geleistet. INTA hatte unter anderem einen Siebenjahresplan (1968—1975) ausgearbeitet, nach welchem 2250 Hektar Anbaufläche mit selektiertem Pflanzmaterial des *Assam*typs kultiviert werden sollten. Es besteht die Absicht, den Bestand des Gesamtareals der argentinischen Teekulturen mit solchen Pflanzen zu ersetzen. Statt wie bisher je 5000 Exemplare per Hektar anzubauen, beabsichtigt man außerdem, diese Zahl auf 8000 bis 10.000 Exemplare per Hektar zu erhöhen.[427] Im Rahmen dieser Aktion für eine Verbesserung der Teequalität durch Austausch des Pflanzmaterials wurde unter anderem eine großzügige Versuchspflanzung im Auftrag der INTA durch den finnischen Konsul und Teepflanzers *Einar Sand* in Guaraní (Misiones) angelegt.[428]

Ende 1966 wurde auf Antrag der argentinischen Regierung von der Abteilung Technische Hilfe der Vereinten Nationen der holländische Tee-Experte VAN GILSE nach Misiones gesandt, um die Möglichkeiten einer Qualitätsverbesserung des argentinischen Tees zu studieren. Gemäß seiner Untersuchungen machte VAN GILSE die Feststellung, daß der Grund der mangelhaften Qualität des argentinischen Tees in drei verschiedenen Ursachen zu suchen ist:

1. Der Pflück ist zu grob. Es werden nicht etwa eine Knospe und die zwei ersten Blätter gepflückt, sondern Knospe und vier bis fünf Blätter, wenn diese bereits hart sind.

2. Die schlechte Behandlung des Blattmaterials auf den Plantagen und auf den oft langen Transportwegen durch zusammenpressen in Säcken.* Dieses verursacht, daß die Blätter brüchig werden und beginnen zu fermentieren.

Durch die Aufbereitung können diese beiden Fehler nicht wieder ausgeglichen werden.

3. Die hohen Arbeitslöhne der Teepflücker und die schlechten Tagespreise, die die Fabriken den Pflanzern für ihren Tee bezahlen, zwingen diese, von ihren Arbeitern möglichst hohe Tagesquantitäten zu verlangen, welches seinerseits die Ursache für den allzu groben Pflück ausmacht.

* So bringen z. B. manche Pflanzer ihre Tee-Ernte zur Fabrik, in zwei Säcken auf einem Pferderücken zusammengepreßt. Kauft die eine Fabrik nicht, suchen sie ihren Abnehmer bei der nächsten.[429]

Zur Verbesserung der Qualität des Tees in Argentinien schlug VAN GILSE vor:

1. Die Fabriken sollen nur einen Pflück akzeptieren, der von einer Knospe und der ersten zwei Blätter stammt.

2. Dieser Pflück soll eine bessere Bezahlung erzielen (und damit bei den Pflanzern das Interesse für eine Hebung der Qualität fördern).

3. Erweiterte Verwendung von Erntemaschinen, die imstande sind die Arbeitsleistung von 10 Tagelöhnern durch 3 Mann zu ersetzen (nach VAN GILSE garantieren diese Maschinen einen richtigen Pflück, d. h. eine Knospe und zwei Blätter).

4. Verbesserung des Pflanzmaterials (95 Prozent der Teesträucher in Misiones bestanden 1968 aus *China*hybriden mit kleinen, harten Blättern, die schwer zu ernten und aufzubereiten sind).

5. Zusammenschluß der kleinen Pflanzer zu Kooperativen und die Aufbereitung der Ernte in zentralen Fabriken. (D. h. also: „Standardisierung" der Qualität. D. V.)

Schließlich schlug VAN GILSE vor, ein Kontrollsystem einzuführen, welches verhindert, daß minderwertige Sorten zur Ausfuhr gelangen.[430]

Die von VAN GILSE vorgetragenen Vorschläge enthalten nichts neues: In allen Teeanbaugebieten der Erde ist bekannt, daß für einen guten Handelstee nur die Knospe und die beiden ersten Blätter gepflückt werden sollen. Diese Praxis verblieb anscheinend der argentinischen Teeproduktion seither verschlossen, weil sie von Anfang an weniger auf Qualität als auf Quantität eingestellt gewesen ist. Sie hat scheinbar bis zum heutigen Tag mit den von anderen Teeanbaugebieten der Erde übernommenen Praktiken jene Nuancen ignoriert, die den Tee erst eigentlich zu dem Spitzengetränk werden lassen, als welches er — auch in Argentinien — angeboten werden möchte. Die bereits erwähnte Diskrepanz zwischen Arbeitslohn und übrigen Produktionsunkosten ist ein Problem, das nicht nur für die argentinische Teeindustrie Geltung hat. Es ist ein Weltproblem des Tees, um nicht zu sagen: Eine Frage seiner zukünftigen Existenz als Genußmittel schlechthin.

Was schließlich die von VAN GILSE empfohlene Verwendung moderner Pflückmaschinen betrifft, so läßt sich — unserer Auffassung nach

— auf diesem Wege überhaupt keine Garantie für eine individuelle Ausführung der Pflückarbeit voraussetzen.*

Zu Punkt 4 der von dem Vertreter der Technischen Hilfe der UNO vorgeschlagenen Maßnahmen zur Hebung der argentinischen Teewirtschaft läßt sich möglicherweise eine Alternative aufstellen, die unter Ausnutzung der bereits gegebenen Umstände und Voraussetzungen ohne größere ökonomische Aufwendungen und Verlust an Zeit realisierbar erscheint. Indem wir uns erlauben, im Rahmen dieser Arbeit eine derartige Perspektive anzuregen, wollen wir an eine Pressemeldung anknüpfen, die vor einiger Zeit durch die argentinischen Zeitungen ging. Der Kulturattaché der chinesischen diplomatischen Vertretung in Bolivien erklärte in einem von SIC verbreiteten Interview, der Bedarf an *grünem* Tee auf dem Weltmarkt sei noch lange nicht befriedigt. Er hoffe, daß die argentinischen Teeproduzenten diese Tatsache ins Auge fassen mögen.

Mit Rücksicht darauf, daß das Pflanzmaterial vor allen Dingen in Misiones noch immer zum größeren Teil aus *China*hybriden besteht, die sich besonders für die Aufbereitung des *grünen* Tees eignen, wäre der Gedanke nicht abwegig, dieses schon vorhandene Pflanzmaterial auszunutzen, indem man die Produktion allmählich — wenigstens teilweise — auf grünen Tee umstellen könnte. Eine solche Umstellung erfordert in technischer Hinsicht zweifellos nur geringe Schwierigkeiten und wäre ohne allzu große Unkosten zu bewerkstelligen.**

Bis zum heutigen Tag beschränkt sich die Herstellung des grünen Tees in Argentinien auf einige wenige Produzenten japanischer Herkunft. Vor allem wird von dem Hause *Kairiyama* in Oberá (Misiones) der sogenannte *Atakú* in den Handel gebracht (und auch in Buenos Aires verkauft).*** Die Konsumenten dieses Tees rekrutieren sich vermutlich in erster Linie aus dem Bevölkerungsteil Argentiniens, der japanischer Her-

* Auf diese Frage kommen wir a. a. O. nochmals zurück.

** Außerdem ist die Herstellung des grünen Tees ergiebiger als die des schwarzen: Zur Fertigstellung eines Kilos Grüntee werden nur drei Kilo Frischtee benötigt, gegenüber vier Kilo für die Erstellung eines Kilos Schwarztee.[431]

*** Es ist übrigens erstaunlich, wie gering das Interesse der Produzenten dieses gerne gekauften grünen Tees an der Nachfrage zu sein scheint. Der Verkauf des Atakú ist einer rigorosen Rationierung unterworfen, ein Zeichen dafür, daß die gegenwärtige Produktion des grünen Tees in Argentinien nicht einmal den einheimischen Bedarf zu decken imstande ist.

kunft ist. Qualitätsmäßig ist der Atakú kein Spitzentee, sondern entspricht etwa dem japanischen *ban-cha,* den man als „té común" bezeichnen kann.

Im folgenden Abschnitt dieser Arbeit werden die Vorzüge des grünen Tees für die Gesundheit auf Basis wissenschaftlicher Befunde dargelegt. Eine gezielte Werbung, die an diesen Tatbestand anknüpfend, den Weg für eine neue Teegeschmacksbildung bahnen könnte, wäre möglicherweise imstande, dem grünen Tee auf dem inländischen Markt Argentiniens ein kontinuierlich wachsendes Absatzgebiet zu verschaffen. Darüber hinaus wäre zu bedenken (unter Bezugnahme auf die oben erwähnte Zeitungsnotiz), daß mit der Bereitwilligkeit der argentinischen Teeproduzenten einige grüne Spitzentees auf den Markt zu bringen (für die auch ohne weiteres höhere Preise erzielt werden könnten), sich auch ein Durchbruch für den *grünen* argentinischen Tee als Exportware erreichen ließe.

Hier eröffnet sich unter Umständen die Aussicht, einen mit der Position Taiwans auf dem Teeweltmarkt vergleichbaren Ausgangspunkt zu erreichen. Taiwan figuriert zwar, wie erwähnt, mit etwa 2 Prozent der Teeweltproduktion,[432] *mengen*mäßig an einer der letzten Stellen, *qualitäts*mäßig vermag es jedoch Spitzenleistungen hervorzubringen, die jede Konkurrenz ausschließt.

Warum sollte es nicht *auch für Argentinien* möglich sein, durch eine individuelle Strukturierung seiner Teeproduktion, d. h. hier vor allem durch Spezialisierung auf höchstqualifizierte *grüne* Teesorten, *Weltruf* zu erlangen?

V. DER TEE IM LICHT DER EXAKTEN WISSENSCHAFTEN. — CHEMIE UND PHARMAKOLOGIE. — TOXISCHER ZUGANG

Nachfolgend wird unter Bezugnahme auf frühere und neueste Forschungsergebnisse eine Übersicht der wichtigsten Inhaltstoffe des frischen Teeblattes gegeben sowie eine Darstellung der Aufbereitungsverfahren sowohl des schwarzen wie auch des grünen Tees; ferner werden die wichtigsten pharmakologischen Gesichtspunkte zur Frage der Teewirkstoffe dargelegt. Letztere bestätigen zum großen Teil die durch europäische Ärzte bereits vor etwa 300 Jahren gemachten Beobachtungen.*

Die durch die Chemie eruierten, wichtigsten organischen Wirkstoffe des frischen Teeblattes sind *Gerbstoffe, ätherische Öle und Alkaloide,* welche letztere schon früh das Interesse der exakten Wissenschaften auf sich gezogen haben. Die chemische Erklärung der Alkaloide erfolgte zu Anfang dieses Jahrhunderts vor allem durch *Fischer,*[434] während die Natur der Gerbstoffe erst in den fünfziger Jahren restlos erforscht werden konnte.[435] Noch länger dauerte es, bis die Bestandteile der ätherischen Öle ermittelt wurden.[436, 437, 438, 439, 440, 441] **

---

* So hat z. B. der bereits erwähnte Basler Arzt THEODOR ZWINGER im Jahr 1696 sehr ausführlich über die medizinischen Eigenschaften des Tees berichtet. In seiner Abhandlung nennt er unter anderem die günstige Wirkung des grünen Tees auf den Kreislauf, die durch den Genuß desselben hervorgerufene Erweiterung der Blutgefäße, als Mittel gegen die durch Alkoholgenuß entstandenen Rauschzustände, als Diureticum, ferner „zur Vertreibung der Migräne" ... „Vor allem erfrischt er die Lebensgeister ... und ist daher für die nachtstudierenden Gelehrten ein bequemes Mittel, den Schlaf zu verscheuchen." [433]

** Übrigens konnte anhand eingehender Beobachtungen des Verfassers festgestellt werden, daß die in der einschlägigen Teeliteratur immer wieder vorkommende Behauptung von der Geruchlosigkeit des frischen Teeblattes [442] nicht zutrifft. Das den Sonnenstrahlen ausgesetzte Teeblatt entwickelt, insbesondere während der warmen Jahreszeit — also temporär —, einen zarten Duft, der bereits eine ausgesprochene Nuance des typischen Teeduftes während der Aufbereitung vermittelt. Diese Duftausscheidung des Teeblattes erhält sich bis in die Abendstunden.

Die Alkaloide des Teeblattes bestehen aus *Koffein (Tein), Theophyllin, Theobromin, Xanthin* und *Adenin*. Diese kommen nicht nur im Teeblatt vor, sondern auch in einer Reihe anderer Gewächse, so im *Kaffee, Kakao, Kola, Guaraná* und im *Yerba Mate*.[443] Von den genannten Alkaloiden übertrifft der Prozentsatz des Koffeins bei weitem den der übrigen,[444] so daß bei der Beurteilung der Alkaloide im allgemeinen nur das Koffein berücksichtigt worden ist.

Die Alkaloide gehören zur Gruppe der Purinderivate, die sowohl im Pflanzen- wie im Tierreich vorkommen. Im letzteren sind sie Abfallprodukte des Stoffwechsels, die entweder unzersetzt oder als Harnstoff und Harnsäure ausgeschieden werden.[445] DUPASQUIER vertrat die Auffassung, daß die Alkaloide des Tees, ähnlich den Purinderivaten im Tierreich, als Abfallprodukte zu betrachten sind, da diese, gemäß seiner Untersuchungen, in der Pflanze beim Zerfall der Proteinstoffe entstehen.[446]

Allerdings sind die Meinungen über die Rolle, die die Alkaloide für die Pflanze spielen, nicht übereinstimmend. So weist KROEBER darauf hin, daß dieselben in den Samen gespeichert werden,* also für die Pflanze doch lebenswichtige Stoffe enthalten dürften, nicht nur Abfall- und Fäkalstoffe: „Dafür, daß die Alkaloide nicht allgemein für die Pflanze wertlose Sekrete darstellen, spricht der Umstand, daß sie unter bestimmten Umständen wieder abgebaut, scheinbar also doch irgendwie verwertet werden." KROEBER ist der Meinung, daß der Widerspruch der verschiedenen Ansichten über die biologische Bedeutung der Alkaloide nur gelöst werden kann, wenn jedes Alkaloid im Lebensprozeß der ihm zugehörenden Pflanze betrachtet wird, denn „das eine Alkaloid kann als Reservestoff am Assimilationsprozeß beteiligt sein, das andere die Bedeutung eines Reizstoffes (Hormons) besitzen . . .".[448]

Im Zellsaft des frischen Teeblattes befindet sich der größte Teil des Koffeins in loser Verbindung mit den Gerbstoffen, welche während des Tee-Aufbereitungsprozesses zum großen Teil gelöst wird. Der totale Gehalt an Koffein im frischen Blatt sowie im fertigen Tee verbleibt ungefähr derselbe, d. h. 4 Prozent, während das Verhältnis zwischen

---

* Gemäß TSCHIRCH enthalten die Samenschalen der *Camellia sinensis* und *assamica* in der Nährschicht Koffein.[447]

freiem und an die Gerbstoffe gebundenen Koffeins sich während des Aufbereitungsprozesses verschiebt. Im frischen Blatt sind 10 bis 13 Prozent der totalen Koffeinmenge frei vorhanden. Dieses wird von DUPASQUIER damit erklärt, daß das Koffein in den Zellen sich den Gerbstoffen gegenüber im Übermaß befindet.[449]

Teepflanzen, die unter Schattenbäumen wachsen, haben einen bis zu 50 Prozent höheren Koffeingehalt als unbeschattete,[450] da auf diese Weise mehr Stickstoff gebildet wird, der 29 Prozent des Koffeins ausmacht.[451] Auch die totale Menge der in Wasser löslichen Stoffe des Teeblattes erhöht sich bei beschatteten Sträuchern.[452]

Gemäß der Pharmakologie ist das Koffein einer der Hauptwirkstoffe des Tees.[453, 454, 455] Es ist die interessante Frage entstanden, warum das Koffein im Tee viel verträglicher ist als dasjenige des Kaffees. Diese Frage wurde durch die Untersuchungen von KADEN beantwortet. Er fand, daß das Koffein im Kaffee, welches an das Kaliumsalz der Clorogensäure lose gebunden ist, bereits im Magen durch die dort vorhandene Salzsäure freigelegt und absorbiert wird. Das Koffein im Tee dagegen, das zum großen Teil in einer Bindung mit den Teegerbstoffen vorliegt, wird erst durch den Darmsaft allmählich aufgespalten. Dazu kommt, daß die Teegerbstoffe adstringierend wirken, d. h., daß sie eine Eiweißfällung der Schleimhäute von Mund und Zunge, Speiseröhre, Magen und Darm verursachen, welche die Oberfläche dieser vorübergehend härten, so daß auch hierdurch eine Resorptionsverzögerung eintritt. Eine weitere Verzögerung der Koffeinresorption wird durch das Alkaloid Adenin bewirkt, das an sich toxischer ist als das Koffein, aber in Kombination mit diesem als Kontraststoff wirkt. Der Adeninanteil im Tee beträgt nach Feststellung KADENS 0,5 bis 1,0 Prozent des Anteils des Koffeins.[456]

Das Koffein des Kaffees tritt somit schnell und sozusagen sturzartig in die Blutbahn über, während die Resorption des Tee-Koffeins (des Teins) nur allmählich erfolgt. Die Wirkung des Teegetränks ist also im Vergleich zu der des Kaffeegetränks ausgesprochen komplex und langsam. Darauf ist zurückzuführen, daß der Tee von koffeinempfindlichen Personen besser vertragen wird als der Kaffee.[457]

Viele Wirkungen des Tees werden dem Koffein zugeschrieben, z. B. die diuretische, für die auch das Theophyllin mitverantwortlich ist. Das

Koffein regt die Magensaftproduktion an; auf die Koronararterien des isolierten Herzens wirkt es schwach erweiternd und steigert die Herzmuskelleistung. Durch Erregung des Atemzentrums beschleunigt und vertieft sich die Atmung, der Kreislauf wird angeregt und die periphere Durchblutung gefördert.[458]

Die Hauptwirkung des Koffeins, abgesehen von seinem Vermögen, den Menschen wach zu halten, bezieht sich auf seine stimulierende Bedeutung für das zentrale Nervensystem mit besonderer Bevorzugung der Großhirnrinde, d. h. seiner psychischen Effekte.[459] Wie auch GROSS feststellt, lassen sich die höheren geistigen Funktionen nur schwer oder überhaupt nicht messen. Die einzige Möglichkeit sie experimentell zu erfassen, ergibt sich durch Analogieschluß einfacher berechenbarer Vorgänge.[460]

KRAEPELIN war der erste, der versuchte die psychischen Vorgänge zu messen, die sich unter der Einwirkung des Teetrinkens manifestieren. Bei seinen Experimenten verwendete er jeweils 5 Gramm gelben chinesischen Tee.[461] *

KRAEPELINS Untersuchungen ergaben, daß die psychische Wirkung des Tees sich in einer Beschleunigung der Bewußtseinsvorgänge äußert, wie z. B. Addieren, Auswendiglernen, Lesen, Reimen, Zeitschätzungen, Vorstellungszusammenhänge, Aufmerksamkeitsakte, Unterscheidungen. Nach etwa 40 Minuten erreicht dieser Einfluß einen Höhepunkt, nach weiteren 30 Minuten verschwindet er wieder.[463] ** KRAEPELIN fand, daß das Koffein des Tees nicht nur die geistige Leistung steigert, sondern auch die körperliche.[465]

Neuere Versuche von PAULI haben weitere Beiträge über die Einzelheiten des fördernden Einflusses von Tee auf geistige Arbeit gegeben. Er konnte zeigen, daß der Teegenuß allgemein eine Häufung von soge-

---

* Ein Gramm Tee enthält durchschnittlich 0,03 Gramm Koffein. Eine Ein-Deziliter fassende Tasse auf 0,8 bis 1,5 Gramm Tee aufgegossen, enthält 0,02 bis 0,05 Gramm Koffein.[462]

** Beim Vergleich mit der Einnahme von 15 Gramm Alkohol entsprechend einem halben Liter Märzenbier konstatierte KRAEPELIN, daß dieser eine zirka 20 Minuten anhaltende Beschleunigung der Leistungen hervorruft, welcher eine Verlangsamung von etwa 40 Minuten folgt, wonach der normale Zustand wieder erreicht wird. Beim Genuß der dreifachen Menge an Alkohol tritt aber sofort eine Verlangsamung der Bewußtseinsvorgänge ein, die ungefähr zwei Stunden anhält.[464]

nannten *übermaximalen* Leistungen bewirkt. Gleichzeitig erhöht sich die *Qualität* derselben, d. h. die Fehlerzahl geht zurück. Quantitative und qualitative Leistungssteigerungen gehen also Hand in Hand.[466]

Über den Einfluß des Tees auf die höheren geistigen Funktionen haben EICHLER und ALLERS abgehandelt. Der Letztere gelangte zu dem Ergebnis, daß „die Assoziationen klarer und plastischer werden, die Abstraktionen anschaulicher und bildhafter, die Kombinationen leichter und die Urteilskraft sicherer".[467] *

Über die Teegerbstoffe besagen die neuesten Befunde der Chemie, daß diese zu der Gruppe der Polyphenole gehören, die im Teeblatt als Gallussäure- und Katechin-Derivate vorkommen. EDEN weist darauf hin, daß die am meisten bekannten Gallussäure-Derivate die Gerbstoffe sind, die diese Bezeichnung erhalten haben, nach ihrer Eigenschaft, Häute zu gerben und in Leder zu verwandeln. Fälschlicherweise wurden die Polyphenole des Tees immer als „Gerbstoffe" klassifiziert, obwohl die hauptsächlichen Polyphenole im Tee keine gerbenden Eigenschaften besitzen: „Die Polyphenole, wie z. B. die Alkohole, sind eine sehr große Gruppe und ihre Eigenschaften und Derivate unterscheiden sich stark. Es ist somit keine mehr wesentliche Ähnlichkeit in der Konstitution und Eigenschaft zwischen den echten Gerbstoffen und den sogenannten Teegerbstoffen, als zwischen trinkbarem Alkohol und Glyzerin, welche beide Alkohole sind."[469] EDEN schlägt vor, daß man die Bezeichnung „Gerbstoff" in Relation zum Tee lieber unterlassen sollte.[470] Zwecks Vereinfachung unserer Darlegungen haben wir jedoch in dieser Arbeit die seitherige Bezeichnung beibehalten.

Gemäß EDEN ist der Gerbstoffgehalt am größten in der Blattknospe und nimmt mit der Größe und dem Alter des Blattes ab. Der Gerbstoffgehalt ist bei den verschiedenen Arten der Teepflanze unterschiedlich. Er variiert außerdem während der einzelnen Jahreszeiten und in differenten Klimaten.[471] KURSANOW teilt mit, daß in Georgien der Gerbstoffgehalt der Teeblätter von Mai bis August um zirka 30 Prozent steigt, während er im September auf das Mai-Niveau zurücksinkt.[472]

---

* Der große russische Schriftsteller LEO TOLSTOI konnte, wie er selber mitgeteilt hat, ohne Tee kaum arbeiten: „Der Tee setzt bei mir jene Potenzen frei, die in meinem tiefsten Innern schlummern." [468]

Langsame Wachstumsperioden und trockenes Wetter erhöhen den Prozentsatz der Gerbstoffe, die Monsunregen führen zur Abnahme derselben. Tee, welcher unter Schattenbäumen wächst, zeichnet sich durch niedrigen Gerbstoffgehalt aus.[473]

Die therapeutische Wirkung der Teegerbstoffe bezieht sich hauptsächlich auf die obstipierenden Eigenschaften der Gerbsäureverbindungen, die eine gelegentliche Verwendung des schwarzen Tees bei Erkrankungen der Verdauungsorgane motiviert.[474] Bei Vergiftungen mit Pflanzengiften [475] oder auch bei narkotischen Vergiftungen [476] können starke Teeaufgüsse gereicht werden, da diese wie alle starken Gerbsäurelösungen die Eigenschaft besitzen, Alkaloide in wasserunlösliche Form zu überführen, so daß sie im Organismus nicht zur Geltung kommen können.[477]

KADEN erinnert daran, daß die Tee-Gerbsäure auf die Schleimhaut wirkt.[478] Damit läßt sich eventuell die Erscheinung des Nießzwanges in Verbindung mit Teegenuß, insbesondere auf nüchternen Magen, erklären.

Der Weg vom frischen Teeblatt bis zur Handelsware stellt, was den *schwarzen* Tee betrifft, einen durch gewählte Eingriffe geregelten *Selbstzersetzungsprozeß* des Blattmaterials dar (Fermentation). Nach KURSANOW bestehen die Gerbstoffe des Teeblattes aus einer Mischung von Stoffen, die genüber Sauerstoff stabil (bis 85 Prozent) oder labil sind, wobei die stabilen Körper eine schützende (anti-oxydierende) Wirkung auf die labilen ausüben. Der Fermentationsprozeß besteht hauptsächlich darin, daß unter Einwirkung vor allem des Fermentes Polyphenol-Oxydase, welches rot-braun-gefärbte Produkte liefert, die stabilen Gerbstoffe oxydiert werden, wobei ihre Anti-Oxydationswirkung allmählich abnimmt. Es tritt schließlich der Zustand ein, daß der labile Teil durch den hinzutretenden Sauerstoff oxydiert wird, womit der Fermentationsprozeß seinen Abschluß findet.[479] Am Rande dieses Vorganges, der von einer besonders hohen Kohlendioxydausscheidung begleitet ist, gehen außerdem eine ganze Reihe sekundärer Umwandlungen nichtenzymatischen Charakters vor sich, die sich durch eben diese Kohlendioxydausscheidung auszeichnen.[480]

Schon während der ersten Phase der Herstellung des schwarzen Tees, des *Welkens*, fangen die Fermente an, ihre Wirkung zu entfalten. Das

Welken hat den Zweck, die Brüchigkeit des Blattes zu eliminieren und den Prozentsatz an Wasser, der im frischen Teeblatt 75 bis 82 Prozent ausmacht, auf 45 bis 65 Prozent herabzusetzen.[481] Der Stickstoffgehalt verbleibt beim Welkprozeß unverändert. Die löslichen Substanzen des Stickstoffes erfahren jedoch eine geringe Vermehrung. Infolge der während des Welkens sich fortsetzenden Atmung des Blattes nimmt dessen Trockensubstanz ab, wie auch die Menge der Gerbstoffe.[482]

Beim *Rollen,* der zweiten Phase der Teeherstellung, d. h. hier der des schwarzen Tees, werden die Blattsäfte ausgedrückt und verbreiten sich wie eine dünne Haut auf die Blattflächen. Dieses hat zur Folge, daß die Gerbstoffe und Fermente, die ursprünglich im frischen Blatt getrennt waren, vermischt und beide der Luft ausgesetzt werden. Damit werden die drei Bestandteile, die für die Fermentation verantwortlich sind, vereinigt und die enzymatische Oxydation der Gerbstoffe nimmt ihren Anfang. Die grüne Farbe nimmt ab und die braune oder Kupferfarbe des oxydierten Produktes beginnt hervorzutreten.[483]

Die durch das Welken und Rollen eingeleiteten, auch für die Bildung des Aromas des *schwarzen* Tees entscheidenden chemischen Reaktionen gelangen jedoch erst im nachfolgenden *Fermentationsprozeß* vollständig zur Geltung. Dieser spielt sich in verdunkelten Räumen bei einer Maximaltemperatur von 25 Grad Celsius und einer künstlich hervorgerufenen Luftfeuchtigkeit von 95 bis 98 Prozent ab.[484] Ein Teil der Gerbstoffe wird in eine wasserunlösliche Verbindung überführt,[485] welches eine Modifikation des herben Blattgeschmacks zur Folge hat.[486] Der Prozentsatz des flüchtigen Teils der ätherischen Öle im Teeblatt erhöht sich, teilweise auf Kosten der nichtflüchtigen,[487] wahrscheinlich infolge enzymatischer Spaltung eines Glykosid-Gerbstoffes und nachfolgender Oxydation eines der Spaltungsprodukte.[488] *

---

* Interessant ist ein Gedanke, der bereits im Jahr 1935 von OPÁRIN geäußert worden ist: Die intensiven oxydativen Umwandlungen, denen die Tee-Gerbstoffe bei der Fermentation der zerquetschten Gewebe unterworfen sind, gleichen jenem Oxydationsprozeß, der sich in einem normal atmenden Teeblatt abspielt.[489]

Durch Experimente von KURSANOW, in deren Verlauf dieser die Teeblätter einem langandauernden „Hungerzustand" (durch Aufbewahrung im Dunkeln) unterworfen hatte, konnte dieser physiologische Zusammenhang zwischen Atmung und Fermentation bestätigt werden. Wenn durch dieses Verfahren der Gehalt an Zucker um ein bis zwei Milligramm auf ein Gramm Trockensubstanz des Blattes fiel, sank der

Durch das folgende *Trocknen* wird das Fermentieren in einem bestimmten Augenblick unterbrochen und die Tätigkeit der Fermente inaktiviert. Der Gehalt der Blätter wird gewissermaßen fixiert. Die im Teeblatt enthaltenen Substanzen *Gummi, Dextrin* und *Pektin* können während des Trocknens des schwarzen Tees „karamellisiert“ werden, welches manchen Teesorten die charakteristische malzige Geruchsnuance vermittelt.[491] Beim Trocknen wird der Wassergehalt auf den als zweckmäßig befundenen Grad vermindert, in der Regel auf 3 bis 6 Prozent.[492] Die kupfrige Farbe weicht einer schwarzen, die diesem Tee seine Bezeichnung verleiht.[493] *

Im Verlauf der Verarbeitung zum schwarzen Tee verliert das Teeblatt insgesamt 75 Prozent seines ursprünglichen Gewichts, d. h., daß 4 Kilo frische Blätter 1 Kilo fertigen Schwarztee ergeben.[494]

Der *grüne* Tee kann zwar im Prinzip aus den Blättern des gleichen Strauches hergestellt werden wie der schwarze.[495] Wie a. a. O. jedoch näher dargelegt werden soll, ist die *Assam*pflanze unter anderem aufgrund ihres hohen Gerbstoffgehaltes als Ausgangsmaterial für den grünen Tee ungeeignet, da für die Herstellung desselben ein möglichst niedriger Gerbstoffgehalt, wie ihn die *chinesischen* und *japanischen* Varietäten auszeichnen, erwünscht ist.[496] **

Die Differenz zwischen dem schwarzen und dem grünen Tee liegt im wesentlichen in ihrer *unterschiedlichen Herstellungsweise.* Der schwarze Tee wird einem Fermentationsprozeß unterzogen, der bei der Aufbereitung des grünen Tees nicht zustande kommt: „Damit fallen bei dem letzteren alle chemischen Veränderungen weg, die beim schwarzen Tee gerade angestrebt werden“ (SCHLEINKOFER).[498]

Atmungskoeffizient der Gewebe bedeutend und die Blattflächen wurden mit den für fermentierende und zerdrückte Gewebe charakteristischen rotbraunen Flecken bedeckt. Die Zellen mit den braun gewordenen Gerbstoffen waren jedoch nicht nur unzerstört, sondern vollkommen lebenstätig verblieben. Diese Versuche zeigen an, daß die Atmung in Teeblättern bei Mangel an „Atmungsstoff“ wie auch bei einer mechanischen Zerstörung der Zellen einen Fermentationscharakter annimmt.[490]

* In China, wo der Tee nach der Farbe des *Aufgusses* benannt wird, gilt der, in der westlichen Welt als „schwarz“ bezeichnete Tee, als „roter“ Tee.

** COHEN STUART beobachtete, daß nur Varietäten mit Blättern, *größer* als neun Zentimeter (entsprechend dem *Assam*typ) mehr als 15 Prozent Gerbstoff enthalten. Damit bestätigt sich die Tatsache, daß die kleinblättrigen *China*-Varietäten arm an Gerbstoffen sind.[497]

Bei der Aufbereitung des grünen Tees werden die für die Oxydation verantwortlichen Fermente durch sofortiges *Erhitzen* der Blätter (chinesische Manier) oder durch *Dämpfen* (japanische Manier) inaktiviert, wodurch die Blätter ihre grüne Farbe bewahren.[499] Dieser Vorgang bewirkt auch die Schließung der Blattporen, die die Einwirkung des Sauerstoffs auf die chemischen Bestandteile des Teeblattes verhindert.[500] *

Während der Aufbereitung des grünen Tees untergehen die nichtflüchtigen Bestandteile des Blattes keiner signifikativen Veränderung. Von den flüchtigen Bestandteilen verdampft ein Teil bei der Erhitzung resp. durch das Dämpfen, z. B. ein Teil der löslichen Gerbstoffe wie auch ein Prozentsatz der flüchtigen ätherischen Öle. Die letzteren sind im fertigen Produkt vier- bis fünfmal geringer als im frischen Blatt.[501]

Erst neuere Untersuchungen haben ergeben, daß, entgegen der Annahme früherer Autoren, die ätherischen Öle bereits im frischen Teeblatt vorhanden, also *nicht* ein Produkt des Fermentationsprozesses sind.[502]

Schon DUPASQUIER hat hervorgehoben, daß durch das Erhitzen oder das Dämpfen des grünen Tees eine größere Menge Koffein sich von den Gerbstoffen löst, als dieses während der Fermentation des schwarzen Tees der Fall ist.[503] Damit erhöht sich der Koffeingehalt im grünen Fertigtee im Vergleich zum schwarzen Tee. Dieses wird von UKERS bestätigt, indem er darauf hinweist, daß das Koffein des grünenTees sich leichter extrahieren läßt als das des schwarzen Tees. Bei der durch UKERS durchgeführten Untersuchung fanden die Blätter ein und desselben Teestrauches Verwendung.[504] Der Verlust der Gerbstoffe während der Aufbereitung des grünen Tees ist viel geringer als im Falle des schwarzen Tees (3 Prozent gegenüber maximal 10 Prozent).[505]

Nach dem Dämpfen oder Erhitzen werden die Blätter *gerollt.* Dieses verfolgt den Zweck, die Zellen im Teeblatt zu verdrücken, so daß eine größere Menge ihrer Inhaltsstoffe sich im Aufguß aufzulösen vermögen.[506] Dem selben Zweck dient zwar auch der Vorgang des Rollens bei der Aufbereitung des schwarzen Tees. Darüber hinaus jedoch soll — wie

* Als Parallelbeispiel wird an eine Gewohnheit unter der Landbevölkerung in manchen Gegenden von Südamerika erinnert: Um eine Oxydation zu vermeiden, werden Früchte, die gedörrt werden sollen, bisweilen vor der Trocknung in kochendes Wasser getaucht.

dargelegt wurde — damit die Fortsetzung der Fermentation erreicht werden, die bereits beim Welk-Prozeß ihren Anfang genommen hat. Der Arbeitsgang des Rollens hat also beim schwarzen und beim grünen Tee *zwei völlig verschiedene Funktionen* zu erfüllen.*

Wie auch beim schwarzen Tee wird die Aufbereitung des grünen Tees durch die Prozedur des sogenannten „*Trocknens*" oder „*Röstens*" abgeschlossen. Gegenüber dem schwarzen Tee genügen für die Herstellung des grünen Tees bereits 3 Kilo Frischtee für 1 Kilo Fertigtee.[508]

Bei der Herstellung des sogenannten „Pulvertees", der bei der japanischen Teezeremonie Verwendung findet und sich durch einen besonders hohen Koffeingehalt auszeichnet,[509] fällt der Vorgang des Rollens weg. Dieser Tee passiert nur zwei Arbeitsgänge in der Aufbereitung, nämlich die des Dämpfens und des Trocknens.[510]

Der prononciert süßliche Geschmack mancher grünen Spitzentees dürfte in erster Linie auf die vor allen in diesen Sorten vorhandenen Aminosäuren (hauptsächlich Teanin) zurückzuführen sein. [511] **

Der überwiegende Teil der im grünen Tee vorhandenen Gerbstoffe ist in der gleichen löslichen Form wie im frischen Teeblatt vorhanden.[512] Der Prozentsatz an wasserlöslichen Substanzen ist im grünen Tee höher als im schwarzen.[513] Wie ersichtlich, erfordert die Aufbereitung des grünen Tees weniger Arbeitsgänge und ist daher bedeutend einfacher zu bewerkstelligen als die des Schwarztees.

Der entscheidende Unterschied zwischen dem schwarzen und dem grünen Tee beruht jedoch weniger auf den technischen Details ihrer Aufbereitung, die beschrieben worden sind, als auf den Konsequenzen, die sich aus der substanziellen Verschiedenheit des Endproduktes ergeben. *Es liegen nämlich wissenschaftliche Belege vor, die die Toxizität des schwarzen Tees unter Beweis stellen.*

---

* Man kennt bei der Aufbereitung von Medizinalpflanzen ein Verfahren, das vielleicht als Parallelfall zu dem der Roulage bei der Aufbereitung des grünen Tees angeführt werden kann. Hierbei wird die Droge nach Anfeuchtung durch einen „Wolf" zerrissen und dann wieder getrocknet, mit gleichem Endzweck.[507]

** Die in der Tee-Literatur immer wiederkehrenden Behauptungen, der grüne Tee habe kein Aroma, weil dieses angeblich erst durch die Fermentation entstehen soll, erscheint dem Kenner des grünen Tees unbegreiflich.

Beim *grünen* Tee werden, wie wir gesehen haben, während der Manufaktur keine einschneidenden Veränderungen in der Gesamtstruktur des Teeblattes hervorgerufen. Der *schwarze* Tee hingegen ist das Endprodukt einer Fermentation, d. h. einer sogenannten „kalten Verbrennung" pflanzlicher Bestandteile.[514] *Jede Form von Oxydation, so auch die des Teeblattes, entspricht einem Zerstörungsprozeß.*[515] Im Falle der Aufbereitung des Schwarztees stellt *die Fermentation einen gravierenden Eingriff in die Urstruktur des Blattes* dar; das von der Natur gegebene Gleichgewicht seiner Energien wird aufgehoben. *Das fermentierte Teeblatt* verhält sich in seiner Gesamterscheinung gegenüber dem nichtfermentierten Blatt als *ein geschädigter Organismus.* In dieser wertvermindernden Eigenschaft repräsentiert es *eine latente Gefahr für die Gesundheit des Konsumenten.*

Durch den Fermentationsprozeß des Teeblattes entstehen zunächst als Abfallprodukte der Koffeinspaltung unter anderem *Ammoniak*verbindungen,[516] deren ausgesprochen unliebsame Effekte sich als schädliche Elemente im Wirkungsbereich der schwarzen Teedroge integrieren. Während die lebendige Pflanze durch einen Umwandlungsprozeß die spezifischen Eigenschaften des Ammoniaks zu eliminieren vermag,* wird beim Fermentationsprozeß des schwarzen Tees dieser Effekt geradezu provoziert.

Ein weiterer Faktor, der zur Erhöhung der Toxizität des schwarzen Tees beitragen dürfte, ist in den ätherischen Ölen zu suchen und zwar näher bezeichnet in der Form, wie sie sich im Laufe des Aufbereitungsprozesses des schwarzen Tees manifestieren.

Im *grünen* Tee treten die ätherischen Öle in dieser Form überhaupt nicht auf, sondern verbleiben, wie bereits dargetan, im Urzustand, den sie im frischen Blatt innehaben.[518]

Gemäß SPRECHER haben die den Fermentationsprozeß passierten ätherischen Öle, in reinem Zustand genossen, eine stark erregende Wirkung und führen nach dem Genuß großer Mengen zum Tode.[519] Diese Giftigkeit dürfte dem *Methylalkohol* zuzuschreiben sein, *der den Haupt-*

* Das Ammoniak ist „ein starkes Zellgift, dessen Anhäufung in der Zelle zu schweren Stoffwechselschäden führen kann und das bei der oxydativen Desaminierung in der Pflanze gebildet wird" (NULTSCH).[517]

bestandteil der ätherischen Öle des schwarzen Tees ausmacht.[520] *
In den ätherischen Ölen des *grünen* Tees (wie auch des frischen Teeblattes) konnte Methylalkohol *nicht* nachgewiesen werden.[522, 523, 524]

Die Wirkung der ätherischen Öle wurde bereits um die Jahrhundertwende durch KRAEPELIN untersucht. Hierbei ist vor allem zu beachten, daß er für seine Versuchsreihen nicht schwarzen, sondern gelben chinesischen, d. h. *unfermentierten* Tee verwendete. Aus den Arbeiten KRAEPELINS geht hervor, daß die ätherischen Öle im unfermentierten Tee für sich allein imstande sein können, die gleichen psychischen Wirkungen hervorzubringen, die dem Koffein zugeschrieben werden. Gleichzeitig aber stellen sie sich, gemäß KRAEPELIN, als ein mildestes Narkotikum dar, das auch eine Lähmung auf den motorischen Sektor des Organismus, eine Erschwerung der Auslösung von Bewegungsantrieben bewirkt. *Die ätherischen Öle des unfermentierten Tees vermögen also nicht nur die Erleichterung des Gedankenganges, sondern auch eine Beruhigung auf motorischem Gebiet zu erzeugen.*[525] Auf diesem beruhigenden und entspannenden Effekt des *grünen* Tees, besonders der feinsten Sorten, hat schon LETTSOM in seiner im Jahr 1772 erschienenen Schrift über den Tee aufmerksam gemacht.[526] Auch die eigenartige, leichte Euphorie, die der Teegenuß erzeugt, führt KRAEPELIN auf die ätherischen Öle zurück.[527]

Eine Konfrontation der Untersuchungsergebnisse über die Wirkung der ätherischen Öle, einerseits im schwarzen, andererseits im grünen Tee, läßt erkennen, *daß dem Fermentationsvorgang während des Aufbereitungsprozesses des schwarzen Tees eine schwerwiegende Bedeutung zukommt, indem er nämlich ihre ursprünglich beruhigenden Effekte durch eine Strukturveränderung ihrer Substanzen in ihr Gegenteil verkehrt.*

Die Fermentation des Teeblattes, die auch als *ein partieller Verfallsprozeß* bezeichnet werden kann, berührt vor allem die Teegerbstoffe, die hierdurch einer forcierten Wandlung unterzogen werden. Diese verwandelten Gerbstoffe, die für den Charakter des schwarzen Tees eine maßgebliche Rolle spielen, werden von IYENGAR als „ein mildes Gift"

* Die Menge an Methylalkohol im schwarzen Tee wird außerdem durch die Spaltung des Pektins durch das Enzym Pektase *erhöht,* welche vor allen Dingen in den ersten 20 Minuten der Fermentation vor sich geht.[521]

bezeichnet.[528] Die Gerbstoffe im grünen Tee unterliegen, wie bereits erwähnt wurde, während der Aufbereitung *keiner* Strukturveränderung.*

Ein eklatantes Beispiel für *die Giftigkeit des schwarzen Tees* hat sich am Konsumenten der Tunesischen Republik erfahren lassen und zeigt schlagartig die bedenklichen Konsequenzen auf, die der Verbrauch des schwarzen Tees mit sich zu bringen vermag.

Ein großer Teil der Bevölkerung Tunesien unterliegt einer wahren Intoxikation aufgrund des Genusses des schwarzen Tees als *Dekokt.*[529] ** Im Gegensatz zu beispielsweise Marokko, dessen Bevölkerung *grünen* Tee als *Infus* konsumiert, und wo keinerlei auf den Tee zurückführende Gesundheitsschäden verzeichnet werden konnten, haben die Teegewohnheiten in Tunesien *** einen pathologischen Charakter angenommen.[531]

Obwohl es sich beim Dekokt um ein Extrem handelt, denn es führt eine maximale Extraktion aller löslichen Stoffe im Tee mit sich, ist doch die *Substanz* dieser Droge die gleiche, wie die des überall in der Welt als Infus genossenen schwarzen Tees.

Medizinische Observationen, die auf Grund dieser Unsitte in Tunesien gemacht wurden, ergaben als Konsequenzen des Teemißbrauches folgende Symptome: Zirkulationsstörungen, nervöses Zittern, Gedächtnisschwäche, stark beschleunigte Herztätigkeit sowie später chronische Verfallserscheinungen wie vorzeitige Arteriosklerose und Sehstörungen. Bei dem teetrinkenden Teil der Bevölkerung ging außerdem die Geburts-

---

* Es erscheint interessant, die unterschiedlichen Blattreste der resp. Teeaufgüsse zu vergleichen. Während die ausgelaugten Blattreste des grünen Tees ihre ursprüngliche Gestalt nicht verloren haben, so daß man sogar noch die Feinheiten der Zeichnung des Blattgewebes erkennen kann, gleichen die Reste des schwarzen Tees in der Tasse einer amorphen Masse, die sich nur mit Abfall assoziieren läßt.

** Interessanterweise finden wir bereits in der Abhandlung über den Tee, die der zuvor erwähnte Basler Arzt THEODOR ZWINGER im Jahr 1696 veröffentlichte, einen warnenden Hinweis auf die Gefährlichkeit des Tees als *Dekokt:* ... „da schlechte Wirkung nachfolgt ...“ [530]

*** Die im Zuge des Italienisch-Türkischen Krieges 1911/12 nach Tunis gelangten tripolitanischen Flüchtlinge brachten die Gewohnheit dieser Form des Teegenusses mit in ihre neue Heimat.[532] In der, dem türkischen Kaffee ähnlichen Form der Zubereitung des schwarzen Tees, wird dieser durch Kochen gewissermaßen „eingedickt“, bis eine Konsistenz erreicht ist, die der des Teers ähnelt und mit einem großen Quantum Zucker versetzt.[533]

rate zurück: „Es scheint, als ob der Reichtum an Gerbstoffen im Tee eine unheilvolle Aktivität sowohl auf die reproduktiven Organe wie auf die physiologischen Funktionen ausübt" (DINGUIZLI).[534] „Der Genuß des schwarzen Tees als Dekokt macht den Konsumenten für Leber- und Magenkrankheiten disponibel" (BURNET).[535]

Da, wie genannt, durch das Dekokt den Blättern die löslichen Wirkstoffe in ihrer Gänze entzogen werden, erreicht der Koffeingehalt in diesem Fall eine Höhe wie sie im Infus im allgemeinen nicht gegeben ist. Der nützliche Effekt wird in sein Gegenteil umgekehrt. Übertriebene Gaben von Koffein führen zu einer Überreizung des zentralen Nervensystems. Es stellt sich ein allgemeines Gefühl der Unruhe ein bis zu einem Tremblor, der sich auf die Extremitäten erstreckt.[536] Diese Erregung dürfte *durch den nur im schwarzen Tee vorkommenden Methylalkohol erheblich gefördert* werden, dessen schädliche Wirkung gleicherweise im Infus zum Ausdruck gelangt. Auch ein Zustand ausgesprochener Ideen- und Gedankenflucht mit ungeordneter, sprunghafter Verknüpfung verschiedenster Bewußtseins- und Gedächtnisinhalte können bei übertriebenen Konsum des Koffeins eintreten.[537] Die beim Mißbrauch des Koffeins auftretenden spezifischen Symptome wurden durch die tunesischen Ärzte diagnostiziert.[538]

Der Genuß von Methylalkohol kann bekanntlich zu schweren Sehstörungen bis zur Erblindung führen. Es liegt nahe anzunehmen, daß sich die nach dem Genuß des Dekokts von schwarzem Tee diagnostizierten Sehstörungen durch den in diesem vorhandenen Methylalkohol erklären lassen.

Besonders interessant in diesem Zusammenhang ist die ärztliche Feststellung, die dem *schwarzen* Tee die Rolle eines Förderers der Arteriosklerose zuschreibt. Im Gegensatz hierzu haben medizinische Untersuchungen nordamerikanischer Ärzte ergeben, daß der *grüne* Tee eine prophylaktische Wirkung *gegen* Arteriosklerose ausübt. Damit ist ein weiteres Beispiel gegeben, dafür, daß die Wandlungen, welche das Teeblatt auf dem Wege der *Fermentation* erfährt, von sehr profunder Natur sind. Von ein und derselben Substanz gehen zwei diametrale Effekte aus.

Die Untersuchungen der amerikanischen Forschergruppe gründeten sich auf die Beobachtung einer bedeutend geringer vorkommenden Arteriosklerose unter Bevölkerungsschichten, die sich vorwiegend aus Teetrinkern zusammensetzt, beispielsweise den Chinesen oder den Jemeniten in Kleinasien, als bei ausgeprägten Kaffeetrinkern. Auch wurde bei den Chinesen, die bekanntlich fast ausschließlich *grünen* Tee genießen, ein niedrigerer Cholesterinspiegel als bei Europäern und Nordamerikanern festgestellt.[539]

Bei Tierversuchen wurden die Aorten von Kaninchen, die eine hoch fetthaltige Diät mit verschiedenen Getränken erhalten hatten, verglichen. Hierbei zeigte sich, daß die sklerotischen Arterienveränderungen in viel geringerem Umfang bei Kaninchen auftraten, die mit Tee gefüttert wurden, als bei solchen, die nur Wasser oder reines Theophyllin oder Theobromin erhalten hatten. Die Befunde zeigten, daß der Tee die Konzentration von Lipiden im Serum vermindert, ferner, daß, wenn die Arteriosklerose ein reversibles Stadium überschritten hat, eine Rückbildung durch die Einwirkung des Tees nicht mehr möglich ist. „Wahrscheinlich muß der Tee gleichzeitig oder unmittelbar nach einer fetten Mahlzeit eingenommen werden, um überhaupt diese Wirkung zustande zu bringen.“ [540]

Die Forschergruppe zog den Schlußsatz, daß extrahiertes Theophyllin und Theobromin viel weniger — wenn überhaupt — wirksam sind als der Tee für einen Schutz der Aorta vor sklerotischen Veränderungen. Es wird daher vermutet, daß „ein anderes aktives Prinzip“ als die beiden genannten Substanzen im Tee-Extrakt für die Verhinderung einer Entstehung der Arteriosklerose verantwortlich sein muß.[541]

Da erwiesen ist, daß der Genuß des schwarzen Tees, im Gegensatz zum grünen Tee, Effekte zeitigt, die eher für eine Förderung der Arteriosklerose sprechen, darf angenommen werden, daß das hier erwähnte unbekannte „aktive Prinzip“, das als Prophylaxis gegen die Entstehung der Arteriosklerose verantwortlich sein soll, auf jeden Fall *nur auf Substanzen im Teeblatt zurückgeführt werden kann, die keiner Fermentation unterworfen waren.*

In Tunesien wird ärztlicherseits der schwarze Tee in der dort gebräuchlichen Form „nahezu als Rauschgiftdroge“ und der Konsum desselben als „eine weit verbreitete Toximanie“ betrachtet.[542]

Im Jahr 1941 wurde vom Pasteur-Institut in Algier eine Versuchsreihe an Meerschweinchen durchgeführt, die zum Ziel hatte, diese bereits am Menschen beobachtete toxische Wirkung des schwarzen Tees unter Beweis zu stellen. Hierbei wurde von zwei grundsätzlichen Gegenüberstellungen ausgegangen. Zum ersten wurde der schwarze Tee mit dem grünen konfrontiert, zum zweiten wurde ein Vergleich zwischen Infus und Dekokt dieser beiden Aufbereitungsweisen angestellt.[543]

Das bezeichnende Ergebnis dieser Untersuchung geht aus einer tabellarischen Darstellung hervor, die in den „Archives de l'Institut Pasteur d'Algerie" veröffentlicht worden ist:

Von dem Dekokt des *schwarzen* Tees starben 69 Prozent der Tiere, von dem Infus 45 Prozent. Von dem Dekokt des *grünen* Tees starben dagegen nur 15 Prozent der Tiere und vom Infus nicht mehr als 3 Prozent. Bei dem Vergleich zwischen schwarzem und grünem Tee betrug die Mortalitätsziffer in total beim *schwarzen* Tee 57 Prozent, beim *grünen* Tee dagegen nur 9 Prozent.[544]

Die ärztlichen Forscher in Tunis stellten fest, *daß die Fermentation gesundheitsschädliche Veränderungen im Teeblatt hervorruft, die sich auf das Entstehen einer toxischen Substanz zurückführen läßt. Diese für die Aufbereitung des schwarzen Tees charakteristische Begleiterscheinung ist bei dem grünen, unfermentierten Tee unbefindlich.*[545]

Damit wurden auch die von HUEBNER und LI YU-DSCHAU erzielten Resultate bestätigt. Bei der Ermittlung der letalen Dosis des reinen Koffeins im Vergleich mit dem des schwarzen Tees fanden sie, daß der Teeaufguß viermal giftiger war als reines Koffein. Nach Neutralisierung des sauren Aufgusses war dessen Giftigkeit noch um 30 Prozent größer als die einer reinen Koffeinlösung. Daraus wurde geschlossen, *daß der schwarze Tee neben dem Koffein eine weitere giftige Substanz enthält, die im Verlauf des Fermentationsprozesses entsteht.*[546]

Ein ähnlicher Effekt wie beim Dekokt ergibt sich beim schwarzen Tee, wenn derselbe mehrere Stunden auf seinen Blättern abgestanden hat: In beiden Fällen wird das fermentierte Teeblatt maximal ausgelaugt und der Gehalt z. B. an Gerbstoffen, die sich nur langsam extrahieren lassen, erreicht eine Höhe, die bereits als gesundheitsschädlich bezeichnet werden kann.[547] Im übrigen kann, wie WEISS hervorgehoben hat, der Prozentsatz an Fluor im abgestandenen Schwarztee einen Grad erreichen, der den Genuß des Getränks, zumindest für Kinder unter acht Jahren nicht als ratsam erscheinen läßt, weil die Möglichkeit einer Fluorvergiftung gegeben ist.[548]

Der Grad der Toxizität des schwarzen Tees dürfte vermutlich einer Schwankung unterworfen sein, die im Gerbstoffgehalt des jeweiligen Ausgangsmaterials seinen Ursprung hat. Bei einem Vergleich zwischen dem Gerbstoffgehalt in jungen Trieben verschiedener Arten des Teestrauches (auf Trockengewicht bezogen), fand KURSANOW, daß die *China*pflanze 33 Prozent, die *Assam*pflanze 35,8 Prozent Gerbstoffe enthielt. Der jeweils im Infus lösliche Teil des totalen Gerbstoffgehaltes betrug bei der ersteren jedoch nur 73,2 Prozent, bei der letzteren 88,6 Prozent. Noch geringer war der Gerbstoffgehalt in der japanischen Varietät. Es kann also der chinesische Schwarztee *an sich* als in geringerem Maße toxisch bezeichnet werden, da der Infus desselben in total zirka 20 Prozent weniger an löslichen Gerbstoffen enthält als der der indischen Sorten, die aus dem Blatt der *Assamica* hergestellt werden.[549] * Dieses Detail ändert natürlich im Prinzip nichts an dem zuvor festgestellten Tatbestand der Toxizität des schwarzen Tees, die sich aus dem Fermentationsprozeß ergibt.

Im Lichte der historischen Bedeutung, die dem Teestrauch als Heilpflanze zukommt, erscheint das Bild des schwarzen Tees, wie er sich in den Analysen und Befunden der Chemie und Pharmakologie widerspiegelt, als ein tragischer Fauxpas, mit dem sich die Zivilisation an der Natur der CAMELLIA SINENSIS versündigt. Indessen könnten diese durch die exakten Wissenschaften eruierten Tatbestände möglicherweise dazu führen, die dem Tee innewohnenden, ursprünglichen Eigenschaften und Werte wieder bewußt werden zu lassen. Bevor auf diese Frage näher eingegangen wird, soll in Erfahrung gebracht werden, zu welchen Ergebnissen die Teeforschung über die Qualitäten des *grünen* Tees gelangt ist.

---

* Es ist anzunehmen, daß die geringere Toxizität des *argentinischen* Schwarztees auf das Ausgangsmaterial zurückzuführen ist, das, jedenfalls was die Verhältnisse in der Provinz Misiones betrifft, wie bereits hervorgehoben, noch bis zum Jahre 1968 zu 95 Prozent aus Chinahybriden bestand.

Die hierüber vorliegenden Informationen und Forschungsresultate lassen erkennen, daß der grüne Tee wesentliche Merkmale aufweist, die ihm im Gegensatz zum schwarzen Tee eine *gesundheitsfördernde* Bedeutung zuweist.*

Der grüne Tee — vor allem der manuell aufbereitete [552] — enthält verschiedene Vitamine, z. B. das antiskorbutische Vitamin C, welches bei der Aufbereitung des schwarzen Tees bereits während der ersten Stunde des Fermentationsprozesses verschwindet.[553] **

KURSANOW berichtet, daß die Resistenz der Blutkapillarwände unter dem Einfluß von Gerbstoffen, die aus *unfermentierten* Teeblättern gewonnen waren, in hohem Maße ansteigt. In allen Fällen, in welchen bei Patienten eine herabgesetzte Resistenz der Kapillare festgestellt worden war, brachte eine tägliche perorale Gabe von 100 bis 200 Milligramm Teegerbstoffen die Permeabilität derselben schnell in einen normalen Zustand zurück. Dort, wo die Krankheit durch Störung der Permeabilität hervorgerufen worden war, führte dieselbe Menge zur Heilung.[555] Untersuchungen von SONDAK zeigten, daß bei gleicher Dosierung an Teegerbstoffen die Resistenz der Kapillare auch in solchen Fällen wieder hergestellt wird, in denen die Blutgefäße weiterhin einer schädigenden Einwirkung unterliegen, beispielsweise bei der Röntgentherapie.[556]

---

* Daß der grüne Tee als solcher bereits Eingang in die Lehrbücher der Phytotherapie gefunden hat, ersehen wir aus dem, erst vor einiger Zeit erschienenen umfangreichen Werk von JOSEF KARL: *Phytotherapie.* Wir finden dort unter „*Camellia sinensis*" die weitere Bezeichnung *Thea viridis,* die auf Carl von Linné zurückführt und als Umschreibung der Pflanze gilt, aus der *grüner* Tee hergestellt wird. KARL nennt ausdrücklich den *grünen* Tee als medizinisch und betont, daß dieser Tee keiner Fermentation unterworfen worden ist.[550] Nach FISCHER sind „grüne Tees wertvoller als schwarze".[551]

** Die Gegenwart von Vitamin C in hohen Quantitäten im grünen japanischen Tee wurde von MIURA bestätigt. Die Stabilität des Vitamin C in diesem Tee kann dadurch gezeigt werden, daß die Herabsetzung seiner Quantität nach einstündlichem Kochen nur zehn Prozent beträgt. Wenn ein Aufguß während sieben Stunden stehen gelassen wird, verbleiben noch 95 Prozent der ursprünglichen Quantität des Vitamins. Beim üblichen Aufguß des Tees enthält der erste Infus 80 bis 90 Prozent des totalen Gehaltes an Vitamin C. Mit einem zweiten und dritten Aufguß läßt sich nahezu die gesamte Quantität an Vitamin C extrahieren. Bei einer täglichen Verabreichung von 10 bis 20 Gramm grünen Tees könnte der Gesamtbedarf eines Menschen an Vitamin C pro Tag ausschließlich durch Teegenuß gedeckt werden.[554] Natürlicherweise liegt die Mengengrenze für den Konsum grünen Tees pro Person weit unter dieser Kondition.

Eine andere Eigenschaft der Tee-Gerbstoffe im unfermentierten Blatt wurde von PANKRATOWA festgestellt, nämlich, daß der Organismus, unter deren Einwirkung die Fähigkeit erlangt, Ascorbinsäure anzusammeln.[557] Diese Eigenschaft zusammen mit der vorgenannten zeigen, daß die Teegerbstoffe zu denjenigen Stoffen gezählt werden müssen, die über eine stark ausgeprägte Vitamin-F-Wirkung verfügen, die jedoch beim schwarzen Tee durch die Fermentation weitgehend verloren geht. KURSANOW teilt mit, daß „die Wirksamkeit der Teegerbstoffe als Vitamin P nach bisher durchgeführten Versuchen so groß ist, daß der grüne Tee bereits bei einem gewöhnlichen Verbrauch den Bedarf unseres Organismus an kapillarkräftigenden Stoffen und eine gute Ascorbinsäureaufnahme gewährleisten kann".[558] Gemäß KURSANOW ist der Tee darüber hinaus reich an Nikotinsäure (Vitamin PP) sowie an Thiamin (Vitamin B_1) und enthält auch bemerkenswerte Mengen an Riboflavin (Vitamin B_2), ebenso Pantothensäure. Durch das Trinken von grünem Tee wird damit der Bedarf des menschlichen Organismus an verschiedenen Vitaminen weitgehend gedeckt.[559] Russische Ärzte rechnen den grünen Tee zu den bedeutendsten Heilkräutern und verordnen ihn besonders herzkranken und nervösen Menschen als *Sedativum*.[560]

Das Chlorophyll im frischen Teeblatt wird durch das Dämpfen bei der Aufbereitung des grünen Tees konserviert, während die Fermentation des schwarzen Tees dasselbe zerstört.[561] UKERS meint, daß, auch wenn das Chlorophyll an sich in Wasser unlöslich ist, die grüne Farbe des Aufgusses des grünen Tees sich auf irgendeine Form resp. ein Produkt des Chlorophylls zurückführen läßt.[562]

Im Zusammenhang mit der zunehmenden Gefahr einer globalen radioaktiven Verseuchung gewinnen die Untersuchungen des japanischen Wissenschaftlers UKAI über die hemmenden Effekte des grünen Tees auf die Ablagerung des Stoffes Strontium 90 im menschlichen Organismus bei oraler Einnahme desselben besonderes Interesse. Strontium 90 ist die gefährlichste Substanz im radioaktiven Ausfall bei Atomexplosionen und gelangt auf dem Wege über Pflanzen und Tiere in den menschlichen Körper, wo es sich im Bereich des Knochensystems einlagert. Dort kommt es im Laufe der Zeit zu Schäden am blutbildenden Knochenmark.[563]

UKAIS Versuche an Ratten zeigten, daß, wenn grüner Tee eine halbe Stunde vor der oralen Verabreichung von Strontium 90 gegeben wurde, ein signifikant hemmender Effekt auf die Ablagerung von Strontium 90 in den Knochen der Versuchstiere verzeichnet werden konnte. Bei der Verabreichung des grünen Tees *mat-cha,* des bei der japanischen Teezeremonien verwendeten pulverisierten Tees (der nur durch Dämpfen und Trocknen manufakturiert wird), genügt sogar eine *gleichzeitige* Einnahme desselben mit Strontium 90, um diesen Effekt zu erzielen.[564]

*

Wenn auch die chemische Forschung einzelne Substanzen des Teeblattes weitgehend analysieren konnte, muß doch mit KURSANOW festgestellt werden, daß die Untersuchungen über die Biochemie des Tees seither nicht zu einer einheitlichen Lehre verschmelzen konnte: „Sie blieben eine vielfältige Sammlung lückenhafter und einander widersprechender Arbeiten.“ [565] Es gilt also noch immer für den Tee der Ausspruch von BLYTH aus dem Jahre 1879, „. . . daß wir keine komplette Analyse vom Tee besitzen, wenn auch eine Vielfalt von Teilanalysen“.[566]

Darüber hinaus muß im Sinne der vorliegenden Arbeit nochmals festgestellt werden, daß die biochemische Analyse des Tees nicht ausreicht, um die Erscheinungen zu erklären, deren Wirken wir als seine geistigen Potenzen bezeichnet haben. Den Tee aus dem Gesichtspunkt der Chemie erschöpfend erklären zu wollen, käme zweifelsohne einem Versuch gleich, die ägyptischen Pyramiden unter „Mineralogie“ einordnen zu wollen, weil sie aus Steinen erbaut sind.

Mit GOETZ kann man sich fragen, was aus den Dichtern, den Philosophen, den Malern und Gestaltern jener kunstvollen Geräte und Gefäße der alten Chinesen geworden wäre, wenn sie von den chemischen Formeln Kenntnisse gehabt hätten, deren Wissen wir uns heute rühmen: „Denn hinter den aufklärenden Aufzeichnungen über den Tee beginnt seltsamerweise ein zweites Kapitel, das als „Kultur des Tees“ bezeichnet werden kann . . .“ [567]

Auch die Pharmakologie ist nicht in der Lage, eine lückenlose Erklärung für alle Eigenschaften zu geben, die dem Tee zukommen. Ebenso, wie im Falle der Chemie, kann eine Analyse der einzelnen, in ihrer pharmakologischen Wirkung bekannten, im Tee enthaltenen Substanzen nur unvollkommen sein: „Wenn auch die Pharmakologie die Teewirkung zum Teil auf das Koffein zurückführt, sind die Unterschiede zwischen den einzelnen koffeinhaltigen Genußmitteln nicht ohne weiteres zu erklären“ (GROSS).[568] GROSS hebt im übrigen hervor, daß diejenigen Substanzen, die vor allem auf Geruchs- und Geschmackssinn wirken, sich heute noch nicht analysieren oder erklären lassen.[569]

Bedeutende Wissenschaftler haben auch immer wieder darauf hingewiesen, daß die Kenntnisse über einzelne Substanzen in der Pflanze niemals die Wirkung der Droge in ihrer Gesamtheit erklären kann. So äußerte TSCHIRCH bereits im Jahr 1909 vor der Pharmaceutical Society of Great Britain: „. . . Die Untersuchungen der Pflanzenbestandteile, die zur Zeit immer weiter ausgedehnt werden, führen uns immer wieder zurück zur Droge selbst. Denn, wenn man die isolierten Substanzen pharmakologisch prüft, so erkennt man, daß ihre Wirkung *nicht* mit der ganzen Droge übereinstimmt, denn diese enthält fast *niemals einen einzigen wirksamen Bestandteil, sondern häufig eine wunderbare Mischung von Substanzen, die oft in ihrer Wirkung einander entgegengesetzt sind . . .*[570]

Dieser Erklärung wird in der neuesten Zeit unter anderem von WEISS, auf den wir bereits im ersten Abschnitt dieser Arbeit hingewiesen haben, beigepflichtet: „. . . Ganz abgesehen davon, daß es bei vielen Heilpflanzen nicht ein einzelner Hauptwirkstoff ist, sondern eine ganze Reihe derselben, wie etwa die Glykoside aus der Digitalis oder die Alkaloide aus dem Opium, hat sich darüber hinaus aufzeigen lassen, daß auch diejenigen Stoffe, die man als Begleit- oder gar als Ballaststoffe bezeichnet, an der Wirkung recht wesentlich beteiligt sind. So glaubte man, daß bei der Digitalis die Saponine derartige Ballaststoffe seien; aber man weiß heute, daß sie die Resorption fördern und dadurch doch für den Gesamteffekt bedeutsam genug sind . . . Ohne in wissenschaftliche Spekulationen zu verfallen, kann man doch feststellen, daß die Natur uns in den Heilpflanzen geradezu ideale Kombinationen liefert, die ihre beste Wirkung so entfalten, wie sie in der gesamten Pflanze gegeben ist . . . Bei den weitaus meisten Heilpflanzen gilt der Grundsatz, daß es nicht nur völlig genügt, sondern weit *besser* ist, Zubereitungen aus der *ganzen* Pflanze zu verwenden . . ." [571]

Mit der Darlegung der modernen chemischen und pharmakologischen Gesichtspunkte zum Teeproblem ist die Beantwortung der Frage nach den qualitativen Eigenschaften des Tees nicht erschöpft. Es sind z. B. seither alle Versuche mißglückt, eine Relation zwischen den chemischen Bestandteilen des Teeblattes und der Qualität des fertigen Tees herzustellen. Über diesen Tatbestand scheint auch zwischen den einzelnen Autoren ein und dieselbe Auffassung zu bestehen.

„Es ist bisher nicht gelungen eine chemische Methode zu finden, die es ermöglicht, die Qualität des Tees auf rein wissenschaftlicher Basis festzustellen" (STEINMANN).[572]

Weiter: „Das ideale Ziel für die biochemische Forschung wäre, die Qualität durch objektive Kriterien statt durch das subjektive Geschick des Teeprüfers beurteilen zu können. Das Erreichen dieses Ideals liegt aber in weiter Zukunft"(EDEN).[573]

Konsequenter urteilt SPRECHER VON BERNEGG, indem er auf die Inkommensurabilität zwischen chemischer Analyse und Qualität des Tees hinweist: „Die Chemie muß von einem gewissen Punkt an versagen, denn es handelt sich um Tee-*Eigenschaften*, die der Teeprüfer zu beurteilen vermag, die aber der Chemiker weder messen noch zählen noch wägen kann."[574] *

Der Begriff der Qualität läßt sich von verschiedenen Aspekten aus beurteilen. Der Schlüssel zum Qualitätsbegriff des Tees *als Genußmittel* ist der individuelle Geschmack des Verbrauchers. Auch SCHLEINKOFER meint, daß „die Beurteilung (der Qualität) ziemlich stark vom persönlichen Geschmack beeinträchtigt ist, wenigstens bei Europäern, die im Gegensatz zu Chinesen und Japanern, nicht oder nur äußerst selten über eine objektive Teezunge verfügen".[576] Diese Annahme erscheint durchaus nicht abwegig, denn man kann mit Recht davon aus-

* Es sind sehr strenge Forderungen, die an den Teeprüfer gestellt werden. So dürfen beispielsweise die russischen Tester „keine scharfen, stark riechenden Speisen essen, keinen Alkohol trinken, die Hände nicht mit duftender Seife waschen, kein Parfüm oder Gesichtswasser gebrauchen. Sie dürfen weder erkältet noch nervös sein" (RUEDIGER).[575]

gehen, daß die Chinesen und Japaner durch die Tradition, überhaupt ein ganz spezielles Verhältnis zum Tee an sich haben.

Man muß auch damit rechnen, daß der Teekonsument in den westlichen Ländern nur in äußerst seltenen Fällen von den im Tee enthaltenen Substanzen Notiz nimmt, selbst dort, wo sie gesundheitsschädliche Folgen mit sich führen können,* wenn nur das Getränk seiner Zunge behagt. Eine derartige Einstellung des Konsumenten dient indirekt dem Interesse des internationalen Teegroßhandels, der seinerseits solche Tatbestände wie die der Toxizität des schwarzen Tees ignoriert oder, wo dieses nicht möglich ist, versuchen wird zu bagatellisieren.**

Die gezielte Verkaufspropaganda sorgt dafür, daß sich der Geschmack des Kunden ihrem Angebot konform entwickelt. Aber selbst ihrer Zungenfertigkeit wird es nicht gelingen, schwarzen Tee in grünen umzuwerten.

*

Bei einer Würdigung des Tees als Genußmittel und seiner Beurteilung durch die exakten Wissenschaften liegt es nahe, sich auch des Kaffees zu erinnern, der als international-populäres Genußmittel im Reigen der

---

* England, als größter Konsument Europas, trinkt seinen schwarzen Tee mit Milch versetzt, welcher Gebrauch zum ersten Mal in einem Reisebericht von dem holländischen Verfasser *Jan Nieuhoff* genannt wird, der diesen im Jahr 1655 in Kanton (China) beobachtete.[577] Milch ist ein altbewährtes Mittel, bei gewissen Vergiftungserscheinungen benutzt. Nach UKERS bindet das Kasein der Milch die Tee-Gerbstoffe,[578] womit sehr wahrscheinlich auch die Aktivität der in ihnen enthaltenen Toxine dezimiert werden.

** Allerdings propagiert die Genußmittelindustrie, gegen besseres Wissen, auch andere Produkte, über deren schädliche Wirkung keinerlei Zweifel bestehen dürften. Es mag den Produzenten gleichgültig sein, daß sie ihren Konsumenten mit dem Produkt einer Solanaceae das Gift „Nikotin" verabreichen oder „Ammoniak" und „Methylalkohol" mit dem schwarzen Tee servieren, wenn das zweckdienliche Interesse am Geschäft dieses erfordert. Das technische Zeitalter stellt, mit seiner Normierung der Persönlichkeit, die einer gesteuerten Vermassung erliegt, die Meinungsbildung des einzelnen und die Verteidigung eines, durch eigene Überlegung respektive Erfahrung gewonnenen Standpunktes, auf harte Proben. Leider sind die Methoden, deren sich die Lebensmittelindustrie bisweilen bedient, um Bedenken mißtrauischer Verbraucher zu zerstreuen, in moralischer Hinsicht nicht immer so einwandfrei, wie es der superlative Wortschwall ihrer Propagandazentralen wahrhaben möchte. Es soll nicht ungewöhnlich sein, daß wissenschaftlich zweifelsfreie Forschungsergebnisse im Interesse kommerzieller Vorteile in ihr Gegenteil umgedeutet werden.

Getränke gerne neben den Tee gestellt wird, vor allen Dingen deswegen, weil auch er Träger des im Tee enthaltenen Alkaloids ist, dem er seinen Namen gegeben hat.

Näher betrachtet ergibt sich jedoch die Feststellung, daß die Gemeinsamkeit beider Getränke sich im Vorhandensein des Koffeins erschöpft. Von der in der Teepflanze nachgewiesenen anderen Wirkstoffen, wie etwa Theobromin, Theophyllin usw., konnten im Kaffee seither höchstens Spuren nachgewiesen werden. Soweit die chemische Analyse.

Bei einer Gegenüberstellung der Nützlichkeit oder Schädlichkeit dieser beiden Getränke gehen die ärztlichen Meinungen auseinander. Während Autoren wie KUENZLER, GERHARD und WEISS, die Vorteile des Tees gegenüber dem Kaffee eindeutig hervorheben, spricht SIMONIS — obwohl er beide Getränke als giftige kennzeichnet — dem Kaffee gewisse positive Seiten zu, die er beim Tee zu übersehen scheint. Vor allem finden wir bei SIMONIS nicht die geringsten Hinweise darauf, daß es sich beim Tee um ein Getränk handelt, welches, entsprechend seiner unterschiedlichen Aufbereitung, völlig entgegengesetzte Effekte hervorrufen kann. Ein deutliches Desinteresse am Thema drückt der Autor auch damit aus, daß die Teeliteratur in seinem Quellenverzeichnis nicht mehr als sechs Schriften umfaßt,* während dieses über den Kaffee nicht weniger als 24 Titel auf sich vereinigen kann.[580]

Der Abschnitt, den SIMONIS in seinem Buch dem Tee widmet, enthält eine Reihe offenbarer sachlicher Unrichtigkeiten, unter anderem die Behauptung, daß sich die Teepflanze aus Stecklingen nicht fortpflanzen läßt.[581] Es scheint dem Autor unbekannt geblieben zu sein, daß in vielen Teeanbaugebieten der Erde bei der Pflanzenvermehrung heute *überhaupt nur noch die vegetative Methode* praktiziert wird. Weiter muß man sich fragen, wie SIMONIS sich eine Tee-Ernte vorstellt? Da nach seiner Beschreibung der Tee in kühlen Gegenden (d. h. wo die *China*pflanze gedeiht) „ein bis zwei Meter hoch gehalten", während die *Assam*pflanze sogar „in einer Höhe von zwei bis drei Metern kultiviert" wird, müßten Leitern oder Gerüste verwendet werden, um die Ernte zu

* Wovon ein Werk sogar mit unrichtigem Titel aufgeführt ist. Außerdem ist bei SIMONIS der lateinische Name der Teepflanze unrichtig angegeben, da die von ihm verwendete Bezeichnung *Thea chinensis* für *Camellia sinensis*[579] seit Anfang dieses Jahrhunderts in der botanischen Nomenklatur nicht mehr figuriert.

bewerkstelligen, die bekanntlich vorzugsweise von Jugendlichen und Frauen betreut wird.[582] Derartige Angaben befremden noch mehr angesichts einer Illustration des Kapitels über den Tee in dem Buch von SIMONIS, die eine Tee-Ernte auf Ceylon darstellt. Aus dem Bild ist klar ersichtlich, daß die Teepflanzen den Pflückerinnen nicht höher als bis zur Hüfte reichen.

Gemäß den Angaben des Autors müssen die Teebüsche schon nach weniger als zwei Jahrzehnten erneuert werden.[583] Daß auch 200jährige Sträucher beerntet werden können, beispielsweise in einem traditionellen Teeland wie Japan, und daß gerade diese den mildesten und köstlichsten Tee ergeben,[584] scheint dem Autor ebenfalls entgangen zu sein.*

Man kann sich des Eindrucks nicht erwehren, daß SIMONIS in seinen Absichten, den Tee in abschreckender Weise darzustellen, alle Mittel recht sind. Bei der Aufzählung der schädlichen Folgen des Teegenusses geht er offenbar davon aus, daß „Aufgüsse von 20 Gramm oder mehr“ [585] zu den normalen Gepflogenheiten des Teetrinkers gehören. Angesichts der in Europa längst zur Routine gewordenen Verseuchung der Lebensmittel mit chemischen Rückständen sowie des in der Lebensmittelindustrie allgemein verwendeten, gesundheitsschädlichen Verpakkungsmaterials muß man sich auch fragen, warum solche Nachteile bei SIMONIS dem Ruf des Tees angehängt werden sollen, während der Kaffee ohne diese Wertbeurteilung davonkommt.[586]

Auf die Geistesgeschichte der Menschheit scheint der Kaffee keinen sonderlichen Einfluß gehabt zu haben. Als charakteristisch für die von ihm ausgehende Mentalität tauchen vielerorts Kaffeegesellschaften und Kaffeekränzchen auf, die als bezeichnendes Merkmal die Aktivität des *Redens* als Mittelpunkt pflegen. Nach KUENZLER ruft die Plötzlichkeit der Kaffeewirkung „eine zerebrale Übersteigerung“ hervor, „ein Durchgedrehtsein, eine sich verlierende Weitschweifigkeit — bis hin zu dem sozial nicht unbedenklichen Kaffeeklatsch“.[587] Über die Wirkung des Tees schreibt derselbe Autor: „Die geistig förderliche Kraft liegt eindeutig beim Tee, denn seine anregende Wirkung überstürzt sich nicht,

* MARBY berichtet beispielsweise, daß auf Ceylon 80 Jahre alte Pflanzungen „immer noch regelmäßig gepflückt werden und sogar steigende Erträge erzielen“ (a. a. O., S. 40).

gibt Ordnung und Plan und Disposition nicht preis . . . die kombinatorische Leistung des Gehirns wird durch den Tee gefördert . . ." [588] KUENZLER, selber Mediziner, berichtet im übrigen, daß ihm sein täglicher chinesischer (also grüner) Nachmittagstee — ungezuckert — weit mehr zusagt als indischer Tee.[589]

Die hier beschriebene, allgemein bekannte und auch von Ärzten hervorgehobene Wirkung des Kaffees und des Tees wird erstaunlicherweise von SIMONIS negiert. Gemäß seiner Auffassung erhält das Denken „unter dem Tee-Einfluß einen verflatternden oder sprunghaften, keinen gerafften Charakter . . . die Phantasie erhält Anregung in Richtung eines illusionären Vorstellens, das sich nicht ausgesprochen an die Solidität der Verhältnisse und an die Wahrheit * anpaßt . . ." [590]

Die die Meditation fördernden Eigenschaften des Tees werden von SIMONIS nicht akzeptiert: „Die Mönche . . . gaben sich Illusionen hin, wenn sie glaubten, durch den Genuß von Tee ihren meditativen Übungen aufhelfen zu können . . ." [591]

Eine derartige Aussage deutet auf die Oberflächlichkeit hin, mit der sich der Autor eine Untersuchung dieser speziellen Frage genähert hat, denn die Bedeutung des Tees in den buddhistischen Klöstern für Meditation und Konzentration gilt als längst bestätigte Erfahrungstatsache. Als milderne Umstände für SIMONIS darf vielleicht angeführt werden, daß er vermutlich bei seiner Beurteilung des Tees überhaupt nur vom schwarzen Handelstee ausgegangen ist und daß er nie Gelegenheit gehabt hat, die Nuancen zu eruieren, die durch den *Wesensunterschied* zwischen dem Handelstee und dem grünen „Tee der Mönche" gegeben sind.

Wir geben der Erwähnung der Arbeit SIMONIS' einen unverhältnismäßig großen Raum, weil sie zeittypisch ist für den Mangel an wissenschaftlichem Ernst und für die Oberflächlichkeit und Subjektivität, mit der sogar ärztlicherseits ein medizinisches und philosophisches Problem abgefertigt wird.**

* Wie stark muß die Abneigung des Autors dem Tee gegenüber sein, wenn er sich genötigt fühlt, um seinetwillen Begriffe gegen ihn ins Feld zu führen, die man sonst bei der Beurteilung der Dinge der Welt nur ungerne vergeudet . . .

** Vieles bei SIMONIS wird jedoch verständlich, wenn man weiß, daß dem Autoren als Exponenten einer fixierten Ideologie a priori die Flügel seines Geistes be-

Die unterschiedliche Mentalität, die von der Kaffee- resp. der Teepflanze ausgeht, zeigt sich in drastischer Weise auch am Beispiel der international üblichen Kaffeeschänken. Dort wird der Kaffee sozusagen im Vorbeigehen stehend eingenommen. Den Tee in gleicher Form zu genießen, erscheint sogar dem heutigen, von Zeitnot bedrängten Stadtmenschen undenkbar. Noch immer gibt es Teesalons, die zu diesem Getränk einen entsprechenden Rahmen als Milieu anbieten.

Vergessen wir dabei nicht, daß Kaffee und Tee von gänzlich verschiedenen Teilen ihrer Pflanze aufbereitet werden. Der Kaffee wird aus gemahlenen *Samen* hergestellt, die als Röstprodukte ebenso wie der schwarze Tee einen Zersetzungsprozeß passiert haben und durch welche die Unbekömmlichkeit des Kaffees gegebenenfalls noch erhöht wird (GERHARD).[592] Demgegenüber haben wir es beim Tee mit einem Getränk zu tun, das aus den *Blättern* eines Strauches in einfachem Aufguß konsumiert wird. Vieles, was den Weg dieser beiden Getränke durch unsere Welt unterscheidet, mag in diesen Eigenheiten ihrer Herkunft begründet sein. Die unterschiedlichen Funktionen, die das Blatt einerseits, der Same andererseits am Organismus ihrer Pflanze zu vollziehen haben, wecken zweifellos auch differente subtile Reaktionen ihrer Nutznießer, die sich als eingeschworene Kaffee- resp. Teetrinker fühlen, ohne sich tieferer Zusammenhänge bewußt zu werden.

Aber dieses sind Vorgänge, die längst den Rahmen dessen gesprengt haben, was auf dem Weg naturwissenschaftlicher Analyse erfaßt und erklärt werden kann.

---

schnitten sind. Er ist, wie die meisten Autoren seines Kreises, dazu angehalten, sich auf eine erste Instanz zu berufen, deren, unter ihrer Anhängerschaft angenommene Unfehlbarkeit ihn der freien Entfaltung eigener Konzeptionen enthebt und ihm offenbar die Erarbeitung persönlicher souveräner Stellungnahmen zu derartigen Problemen erspart. Dieser Sachverhalt entschuldigt jedoch keineswegs die unwissenschaftliche und superfizielle Behandlung des Themas.

Übrigens hat sich der Mangel an Objektivität bei SIMONIS bedauerlicherweise auch a. a. O. manifestiert, so in seiner Polemik gegen *Allium Sativum*, aus der eine geradezu gezielte Aggressivität mit persönlichen Vorzeichen zu erkennen ist. (*Simonis: Taschenbuch der Heil- und Gewürzkräuter*, 2. Auflage, Frankfurt am Main, 1967, S. 211.)

VI. T'U CH'UAN — DIE URALTE DROGE

Um eine klare Abgrenzung zum üblichen Handelstee und seinen Varianten zu fixieren, wurde für die aus der Heilpflanze CAMELLIA SINENSIS gewonnene Teedroge, dem „Tee der Mönche" wie eingangs bemerkt, die aus zwei chinesischen Ideogrammen zusammengesetzte Bezeichnung T'U CH'UAN eingeführt. Mit ihr soll der Prototyp des uralten chinesischen Heiltranks introduziert und im folgenden auf den Tee angewendet werden, der unter den nachstehend geschilderten Bedingungen kultiviert, geerntet und aufbereitet werden kann.

Die einfachste und gesundeste Form einer Konservierung pflanzlicher Zellsubstanzen erfolgt durch *Trocknung*. Ohne Wasser können die Zellen nicht arbeiten. Durch Wasserentzug werden Umsetzungsprozesse, die den Pflanzen während ihrer Lagerung abträglich sein könnten, verhindert. Die Reaktivierung der pflanzlichen Energien wird durch Hinzufügung von Wasser im kochenden Zustand (Infus) hervorgerufen.*

---

* Nicht umsonst spielt von jeher das Wasser bei der Teezubereitung eine zentrale Rolle. Die Chinesen glaubten, daß es zur Bereitung des sogenannten „Kaisertees" für dessen Herstellung die Blätter der Teesträucher von Meng-Schan in der Provinz Szechuan verwendet wurden, nur das Wasser vom Yangtzu-Brunnen in der Provinz Kiangsu den Ansprüchen dieses Tees Genüge tut.[593] Die berühmten chinesischen Teewasserbrunnen sind später von modernen Chemikern eingehend untersucht worden, ohne daß man wesentliche Aufschlüsse über die Zusammensetzung des Wassers erhalten konnte.[594] Mit Recht meint SPRECHER VON BERNEGG hierzu, daß die chinesischen Teewasserbrunnen vermutlich ihre Geheimnisse nicht ohne weiteres preisgeben.[595]

Die Bedeutung der Qualität des Wassers ist erst heute wieder in vollem Umfang in den Mittelpunkt der Aufmerksamkeit gelangt, angesichts der fortschreitenden Umweltverschmutzung, die auch der Zubereitung des Tees Probleme bereitet. Zu der Zeit, als Lipton seine speziell auf lokale Wasserverhältnisse ausgerichtete Teewerbung begann,[596] wurde das Leitungswasser noch nicht gechlort. Um 1700 besaß New York eine besondere Teewasserpumpe. Das klare Quellwasser wurde mit Wagen durch die Straßen gefahren und mit dem lauten Ruf: „Come and get your teawater!" angeboten (LEIP).[597] Bekanntlich ließ sich Königin Elisabeth II. auf ihrer Europareise in den 60er Jahren für ihren täglichen Tee spezielles kohlensäurefreies Brunnenwasser per Kuriermaschine aus England kommen.[598]

Jeder weitere Prozeß, welchem die Pflanze vor ihrem Endzustand als Medizinaldroge unterzogen wird, beinhaltet eine Komplikation, die nicht mehr im Bereich der Notwendigkeit für ihre Verwendung als Heilpflanze liegt. Im Gegenteil kann eine Herabsetzung resp. Veränderung ihrer Wirkung bis zu einer Schädigung der Gesundheit hervorgerufen werden. Dort, wo, wie beispielsweise beim schwarzen Tee, eine durch Fermentation entstandene Gärung stattfindet, die im Interesse einer Spezialisierung des Aromas veranlaßt wird, haben wir bereits die Grenze, die den Übergang der Heilpflanze zur Genußpflanze markiert, überschritten.

In diesem Zusammenhang — bei der Fragestellung, wo das „Genußmittel" anfängt und das „Heilmittel" aufhört — ergibt sich der Hinweis auf einen Ausspruch, der *Hippokrates* bzw. *Paracelsus* zugeschrieben wird: „Eure Nahrungsmittel seien eure Heilmittel und eure Heilmittel eure Nahrungsmittel." Die überspitzte Zivilisation und ihre Lebensgewohnheiten lassen es erlaubt erscheinen, in diesem Fall für „Nahrungsmittel" „Genußmittel" zu setzen. Denn der verwöhnte Mensch in den Industrieländern hat längst verlernt, daß man ißt, um zu leben, sein Denken verläuft in umgekehrter Richtung. Der moderne Mensch hat sein „tägliches Brot" bereits so weit zu komplizieren verstanden, daß es als „tägliches Genußmittel" bezeichnet werden kann.*

Das erhöhte Raffinement geht Hand in Hand mit der Denaturalisierung des Lebensmittels und damit ist eine Entwertung desselben vom gesundheitlichen Standpunkt aus die konsequente Folge. So haben wir das Beispiel an *Solanum tuberosum*, deren Knollen in ihrer einfachen, gesunden Form als Pellkartoffel zubereitet, demgegenüber als Pommes frites in ihrer optimalen Verwandlung als Gaumenreiz. Als letzterer kann sie allerdings nicht mehr den Anspruch erheben, den jener ärztliche Rat der Antike oder des Mittelalters für ein Nahrungsmittel gelten lassen möchte. Kaum ein anderes Wort ist imstande, die kulinarische Dekadenz der westlichen Welt zu charakterisieren resp. bloßzustellen als dieses. Heute trennt ein Vakuum das zum Genußmittel gewordene

* Nach Zeitungsmeldungen werden zur Zeit beispielsweise in der Bundesrepublik Deutschland nicht weniger als 200 verschiedene Brotsorten hergestellt.[599] (Eine andere Meldung besagt, daß von diesen 200 Brotsorten täglich 30.000 Kilo von Schulkindern weggeworfen werden.) [600]

Nahrungsmittel vom Heilmittel, eine Kluft, die höchstens auf einsamen und oft belachten Pfaden der Lebensreformer und anderer Außenseiter der Wohlfahrtsgesellschaft im Balancegang zu überqueren versucht wird.

Aus dem Vorhergehenden läßt sich schließen, daß die handelsüblichen Teesorten, vor allem des schwarzen Tees mit seinen spezialisierten Manufakturierungen, für eine Aufgabe als *Heiltee* im hier verstandenen Sinne *nicht* in Frage kommen können. Es ist klar, daß der grüne Handelstee durch seine Aufbereitung bedingt, dem urtümlichen T'U CH'UAN, der *aus den Blattknospen der ersten Frühlingsernte hergestellt, lediglich die Arbeitsgänge des Dämpfens und Trocknens passiert hat,* näherkommt als andere Handelsteesorten, und daß grüne Teesorten, die während ihrer Aufbereitung ausschließlich diese beiden Vorgänge absolviert haben, eine gewisse Gemeinsamkeit mit dem T'U CH'UAN aufweisen können. Hierzu gehört der japanische *mat-cha,* der Pulvertee, der bei den traditionellen Teezeremonien immer noch Verwendung findet, sowie seine Vorstufe, der *ten-cha.*[601]

Ein Vergleich, der geeignet erscheint aufzuzeigen, welche Voraussetzungen als signifikativ beim *Aufbereitungsprozeß* der Blätter der CAMELLIA SINENSIS als Heiltrank erachtet werden können, sei hier als Parallelfall am Beispiel der *Ilex paraguayiensis* gegeben.* Bekanntlich liefert diese Art von der Gattung der Stechpalme den in Südamerika seit Jahrhunderten konsumierten Yerba Mate. Die Yerba (Mate) gehört, wie bereits erwähnt, wie Tee, Kaffee, Kakao, Kola und Guaraná, zu den Gewächsen, die Koffein enthalten.**

---

* Zur gleichen Gattung gehört die *Ilex aquifolium.* Nach GESSNER ist über die Wirkstoffe dieser Pflanze nichts sicheres bekannt. Entgegen früherer Angaben konnte kein Koffein nachgewiesen werden. Von Interesse ist jedoch, daß die Volksmedizin Ilex aquifolium als Spezifikum gegen Epilepsie verwendet, also gewissermaßen als Heilmittel gegen Störungen mit mentalen Vorzeichen.[602]

** Wie SPRECHER VON BERNEGG darauf hinweist, dürften die Jesuiten (1578 bis 1767) die ersten gewesen sein, die Yerba Mate regelrecht angebaut und in Misiones (Nord-Ost-Argentinien) und Paraguay ausgedehnte Pflanzungen besessen haben. Mit der Vertreibung der Jesuiten aus Paraguay und Misiones im Jahr 1767 verschwanden die Yerbapflanzungen nach und nach.[603]

Der berühmte französische Naturforscher und Botaniker Aimé Goujaud (genannt Bonpland, 1773 bis 1858), der unter dem Schutz der argentinischen Regierung Forschungen in der Nähe von Posadas (Misiones) betrieb, interessierte sich besonders für die Yerbapflanze. Er wurde jedoch, als er sich im Jahr 1820 oder 1821 nach Paraguay

SPRECHER VON BERNEGG vermutet, daß den Jesuiten in Südamerika sehr wahrscheinlich die von ihren Ordensbrüdern in China in bezug auf *die Teepflanze und ihre Aufbereitung* gewonnenen Erfahrungen bekannt waren, und diese Kenntnisse dienten ihnen offenbar bei der Aufbereitung des Ilex-Krautes. Außer gewissen Modifikationen hat sich in der Aufbereitung der Yerba seit jener Zeit nichts geändert.[607]

Die Verarbeitung der Yerbaernte beinhaltet ein sofortiges Erhitzen der Blätter über Holzfeuern, d. h. eine oberflächliche Röstung, bis die Epidermis der Blätter aufspringt. Durch die plötzliche starke Erhitzung kommt es zu einer Dampfbildung im Blattgewebe, durch welche die Fermente der Zellen inaktiviert werden. Damit bleibt die grüne Farbe erhalten. Mit diesem Teilvorgang beginnt die Parallelität in der Aufbereitung zu der des grünen Tees. Die hier geschilderte Phase entspricht in etwa der des Dämpfens beim grünen Tee. Das gleiche gilt für die folgende Phase des Trocknens. Der Schwerpunkt des Vergleichs liegt jedoch in dem Faktum, daß in beiden Fällen eine Fermentation des Blattmaterials durch vorheriges Inaktivieren der Enzyme ausgeschlossen ist.[608] *

---

begab, um diese Studien fortzusetzen, von der paraguayischen Regierung gefangengenommen, die eine Konkurrenz durch Argentinien für die Produktion des Yerba Mates durch seine Arbeit befürchtete. Erst 1829 gelang es *Alexander von Humboldt* und anderen Freunden Bonplands, mit dem Beistand der französischen Regierung seine Freilassung zu erwirken. Die Studien Bonplands über die Yerba bildeten den Auftakt zur wissenschaftlichen Erforschung dieser Pflanze.[604] Die argentinische Staatseisenbahn hat heute noch eine Station nach Bonpland benannt.

Die erste, in Misiones wieder kultivierte Yerba wurde um 1904 in Loreto, in der Nähe von Posadas von *Llamás* angepflanzt. Er gab ihr den Namen Alpha.[605] Der Autor dieser Arbeit hat den Yerbabaum Alpha im März 1974 noch lebend vorgefunden.

Dieses war der Anfang zu großen plantagenmäßigen Yerbakulturen in Misiones. In Brasilien und Paraguay existieren immer noch große Bestände wilder Yerba.[606]

* Der Yerba Mate ist als tägliches Hausgetränk in großen Teilen Südamerikas nicht fortzudenken. Dieses gilt besonders für Paraguay, Brasilien, Argentinien und Uruguay, wo ihr zweifelsohne, wie dem grünen Tee, die Rolle einer Prophylaxe gegen Krankheiten, vor allem der Leber, zukommt, die infolge des in diesen Ländern überwiegenden Fleischgenusses häufig auftreten. Darüber hinaus hat sie eine stimulierende Wirkung, obwohl ihr Koffeingehalt einen geringeren Prozentsatz als der des Tees ausmacht.[609] Der Yerba Mate hat also eine ausgesprochene Wirkung auf den Verdauungsapparat wie auch auf das zentrale Nervensystem.[610] Es ist sehr wahrscheinlich, daß er weitere Wirkstoffe als das Koffein enthält, die diese Effekte hervor-

Wie dargelegt, beschränkt sich die Aufbereitung des Blattmaterials der CAMELLIA SINENSIS im ursprünglichen Sinn des T'U CH'UAN als Heiltrank auf den Vorgang des Dämpfens und des nachfolgenden Trocknens.

Eine *andere* Frage stellt sich jedoch des weiteren: Kann jede Art des Teestrauches die Konditionen erfüllen, die notwendig sind, um die optimalen Eigenschaften des T'U CH'UAN hervorzubringen?

T'U CH'UAN ist ein Kind Chinas. Seine Aufbereitung erfolgte von Anfang an aus den Blättern der *China*pflanze. Im Teil der neueren Geschichte des Tees wurde bereits erwähnt, daß die heute sehr verbreitete *Assam*pflanze als Blattlieferant für eine Herstellung grünen Tees und damit auch des T'U CH'UAN *nicht* qualifiziert ist. Nachfolgend sollen die Gründe hierfür näher erörtert werden:

Bei der Gegenüberstellung der Camellia *sinensis* und Camellia *assamica* tritt bereits der frappierende Unterschied äußerer Merkmale deutlich zutage. Während der *China*typ als Wildpflanze ein Strauch verbleibt, der nur bis 3 Meter hoch werden kann, vermag die *Assam*pflanze eine Höhe bis zu 12 Metern zu erreichen.[613] KEMPSKI äußert hierzu: „Dem Gesamteindruck nach und mit wenigen Strichen gezeichnet, charakterisiert sich der *chinesische* Teestrauch als ein kleinblättriger Krüppel, der *Assam*tee als großblättriger Riese." [614]

Der erstere langsam wachsend, knorrig, von gedrungener Gestalt, resistent, ein „introvertierter" Typus der Gattung Camellia, die Blüten bereits im zweiten Jahr reichlich hervorbrechend, mit kleinen, harten, dunkelgrünen rundlichen, wenig behaarten Blättern. Alles an Wachstum und äußerer Form dieses kleinen Strauches deutet auf eine verhaltene Entwicklung hin, die keine Aufmerksamkeit ihrer Umgebung erheischt. Im wilden Zustand sucht er sich den Schatten der Bäume an den Berghängen, gedeiht auch in magerer Erde, erträgt Frost und auch längere Trockenperioden, begnügt sich mit geringen Niederschlagsmengen und entsprechend geringer Luftfeuchtigkeit, wo die Lebensverhältnisse dieses

---

rufen.[611] Wie der grüne Tee enthält er auch Vitamine.[612] Bezeichnend ist, daß der Yerba Mate in Europa stets nur als Medizinaltee und ausschließlich in Apotheken und Reformhäusern gehandelt wird.

erforderlich machen (1095 Millimeter Niederschlagsmenge pro Jahr als Minimum).[615] Er gedeiht vor allem in subtropischem Klima.

Demgegenüber zeichnet sich das Bild der schnellwachsenden *Assam*-pflanze mit lockerer Verzweigung der Äste, spät und spärlich blühend, mit großen, weichen, hellgrünen, ziemlich behaarten Blättern, mit langausgezogener Spitze. Sie ist empfindlich gegenüber tiefen Temperaturen und verlangt reichliche Niederschlagsmengen (Minimum: 2000 bis 2400 Millimeter pro Jahr), um existieren zu können. Hohe Luftfeuchtigkeit ist eine der wesentlichen Voraussetzungen, welche ihrem Fortkommen in tropischem Klima förderlich ist.[616]

Es ist also nicht nur im äußeren Bild, sondern auch in bezug auf die Wachstumsbedingungen und Resistenz, in der sich die beiden Arten völlig unterscheiden. Interessant sind z. B. die Abhärtungsversuche, die mit der *China*pflanze gemacht wurden, die gezeigt haben, daß ihre Widerstandsfähigkeit gegenüber tiefen Temperaturen mit der Verlängerung des Abhärtungsprozesses zunimmt.[617] Die innere Verschiedenheit der beiden Arten in bezug auf gewisse Eigenschaften läßt sich unschwer von der äußeren Charakteristik ableiten. Ein Organismus, der durch ungünstige Verhältnisse zu langsamem Wachstum gezwungen wird, entwickelt andere Fähigkeiten und Qualitäten als einer, dem durch müheloses Gedeihen ein üppiges Wachstum möglich ist.*

Als signifikativ für die unterschiedlichen Eigenschaften des *Assam*- und des *China*strauches erscheint hier außerdem die Tatsache, daß der grüne Tee, soweit er in Indien, der Heimat der Assampflanze überhaupt hergestellt wird (nur 1 Prozent der Gesamtproduktion [620]), *nicht* von der *Assam*pflanze herrührt, sondern von Spezialpflanzungen der *Sinensis* stammt, die eigens zu diesem Zweck in Provinzen kultiviert werden, deren Klima die der Teeanbaugebiete der Türkei, des Irans und des Kaukasus entsprechen.[621] D. h., daß sie innerhalb eines klimatischen Bereiches gelegen sind, das für die *Assam*pflanze nicht in Frage kommt, das

* Es ist auch von anderen Gewächsen bekannt, daß eine Art ein und derselben Gattung a priori heilkräftig sein kann, während einer anderen diese spezifische Eigenschaft völlig fehlt. So wurde z. B. in der Türkei eine Art der *Papaver* identifiziert, welche kein Opium enthält.[618] Von den 23, bei ZANDER aufgeführten *Hypericum*-Arten erhebt lediglich eine einzige den Anspruch, medizinisch zu sein, während von den 41 *Crataegus*-Arten nur zwei als medizinisch bezeichnet werden.[619]

aber den Bedürfnissen und Ansprüchen der *China*pflanze Genüge leistet und damit die für den grünen Tee notwendigen Voraussetzungen bietet. Ein Grund dafür, daß die Verwendung der Blätter der *Assam*pflanze zur Herstellung des grünen Tees ungeeignet sind, beruht, wie bereits erwähnt, des weiteren auf ihrem hohen Gerbstoffgehalt. Der damit gegebene prononciert bittere Geschmack wäre dem *chinesischen* grünen Tee völlig unähnlich (IYENGAR).[622]

Nun sind, wie bereits erwähnt, im Laufe der Zeit durch Kreuzung zwischen der *Assam*- und der *China*pflanze längst eine große Anzahl von Hybriden entstanden. Unter diesen ergeben diejenigen, mit überwiegenden Merkmalen der *chinesischen* Art ebenfalls qualifizierte Blattlieferanten für den T'U CH'UAN.

Um ein umfassendes Bild über die Voraussetzungen für die Herstellung des T'U CH'UAN zu erhalten, müssen auch *ökologische* Gesichtspunkte berücksichtigt werden. Bereits bei LU YÜ finden wir Hinweise auf die Bedeutung der örtlichen Lage jener Teegebiete, deren Erzeugnisse als Heiltee Verwendung fanden.[623] Es ist evident, daß eine Untersuchung dieser Verhältnisse auf *die wilde Teepflanze* zurückführen muß. Mehrere Autoren, die, unabhängig voneinander, wilde Exemplare in verschiedenen Gebieten Ostasiens entdeckten, weisen übereinstimmend auf einen für den Standort des wilden Teestrauches charakteristischen Zug hin:

Der Teestrauch in seinem ursprünglichen Status ist eine Unterholzpflanze. Er wächst spontan im Schatten größerer Bäume.[624] KRASNOW fand ihn unter anderem auf der japanischen Insel Shikoku, beispielsweise in Gemeinschaft mit *Quercus glabra.*[625]

Die ganze Tragweite dieses Tatbestandes scheint von denjenigen, die sich mit der Anlage von Teepflanzungen beschäftigen, nicht in vollem Umfang erkannt worden zu sein. Obwohl in manchen Gegenden, wo sich Teekulturen befinden (so z. B. in Indien, auf Ceylon, in Afrika und auf Java), sogenannte „Schattenbäume" in die Pflanzung eingehen, so sind Maßnahmen dieser Art in keiner Weise vergleichbar mit den Umweltverhältnissen, in welchen die *wildwachsenden* Teesträucher angetroffen worden sind. Die *Albizzia* z. B. wird in Kiwu (Afrika) in einem Abstand von 13 Metern gepflanzt, wiewohl auch bisweilen geringere

Distanzen gewählt werden.[626] Es liegt auf der Hand, daß diese Maßnahmen trotz allem unzureichend sein müssen, wenn man sie mit den *ursprünglichen* Umweltbedingungen vergleicht, aus denen der *chinesische* Teestrauch herkömmlich ist.

Es versteht sich, daß in einem Teegarten, der Blattmaterial für den T'U CH'UAN liefern soll, eine sichere Beschattung vorhanden sein muß. SPRECHER VON BERNEGG gibt übrigens eine ausführliche Beschreibung der Vorteile, die eine Schattenanlage in Teeanbaugebieten beinhalten:

„Die Schattenbäume schützen die Teesträucher gegen zu hohe Erwärmung durch die direkte Sonneneinstrahlung während des Tages und gegen zu große Abkühlung während der Nacht. Sie bewahren die Teesträucher von zu starkem Wasserverlust, in dem sie unter ihren Kronen für eine feuchtere Atmosphäre sorgen. Ihr abgefallenes Laub und das Schnittmaterial schützen den Boden während der Trockenperiode vor zu großem Feuchtigkeitsverlust. Sie tragen zum Schutz der Bodenoberfläche gegen die Verheerungen der Erosion bei, schützen bis zu einem gewissen Grad die Teesträucher gegen die schädliche Einwirkung des Windes und des Hagels. Ferner reichern die Schattenbäume die Luft in der Umgebung der Teesträucher mit Kohlensäure an, sie verbessern den Boden, verhindern das Aufkommen von Unkraut, sie können unter gewissen Bedingungen die Regenverhältnisse einer Gegend verbessern. Sie beeinflussen günstig die biologischen Bedingungen für die Teepflanzen, indem sie insektenvertilgende Vögel anziehen. Endlich vermehren sie durch Verbesserung der Wachstumsbedingungen die Lebenskraft und -dauer der Teepflanze." [627]

Interessant ist, daß, nach Angaben desselben Autors, in Mysore (Indien) die Teepflanzen direkt in den Wald ausgesetzt werden, nachdem nur das zuvor vorhandene Untergehölz entfernt worden ist.[628] Von alters her wurde in China der Tee im Schatten einer Föhrenart, *Pinus massonia,* angepflanzt.[629] In Japan werden die Teebüsche von den Kleinbauern meist unter Maulbeerbäumen *(Morus)* kultiviert.[630]

Was hier von kommerziell-industriellen Gesichtspunkten als lächerlich erscheinen mag, gewinnt an Vorteilen für eine Qualität, deren substantielle Eigenschaften den Voraussetzungen des T'U CH'UAN entsprechen.

Die Teepflanze als Monokultur wird überwiegend schattenlos angebaut. Diese Praxis hat sich vor allem mit der *Assam*pflanze und gewissen Hybriden mit überwiegenden Merkmalen derselben als lukrativ erwiesen. Als Beispiel haben wir die bereits erwähnten neuesten Versuche auf Neuguinea, die — wie SCHWEINFURTH berichtet — entgegen den konventionellen Anbaumethoden auf tischebener Fläche des Wahgi-Tales durchgeführt werden, wo die Pflanzen der tropischen Sonneneinstrahlung permanent ausgesetzt sind.[631] Über die *Qualitätsaspekte* der Tees, die von derartigen Pflanzungen stammen, wird allerdings *nicht* berichtet.

Das Beispiel der Anbauversuche auf Neuguinea ist bezeichnend für die Tendenzen, die sich im Zusammenhang mit den Monokulturen innerhalb des kommerziellen Teegroßanbaues geltend machen: Verbesserungen im Interesse der wirtschaftlichen Ausbeutung der Teepflanze sind, worauf SPRECHER VON BERNEGG hinweist, „immer gleichbedeutend mit Standardisierung und Uniformierung. Die Vielgestaltigkeit der Natur wird aufgehoben, sie wird gleichförmig und langweilig".[632] Durch Rationalisierungsmethoden sollen maximale Gewinne erzielt werden. Einleuchtend ist dabei jedoch, daß dieses nicht ohne Konsequenzen für die Qualitäten und Proportionen der Inhaltsstoffe des Tees bleiben kann. Die *Ursprungsbedingungen* müssen in größtmöglichem Umfang erhalten bleiben, wenn bei der Verpflanzung in fremdes Milieu oder durch Kultivierung, die der Pflanze eigenen spezifischen Eigenschaften erhalten bleiben sollen. Durch Gleichkultur im Großanbau wird jeder Pflanze etwas Essentielles genommen, von dem, was sie ursprünglich als Wildpflanze besessen hat.

Die Heilkraft liegt im Urtümlichen. Es ist durchaus nicht erwiesen, daß etwa durch Züchtungsergebnisse die *ursprüngliche* Qualität der medizinischen Eigenschaften einer Pflanze erhöht worden ist.

Beim Tee kann dieses besagen, daß durch den menschlichen Eingriff, durch züchterische Manipulationen die Quantität gesteigert und vielleicht auch die Qualität des Blattmaterials verbessert werden kann.*

* „Es ist den Teepflanzern bekannt, daß eine Verbesserung des Tees durch *künstliche* Düngemittel kaum erzielt wird, wohl aber eine bedeutende Vergrößerung der Ernte" (DUPASQUIER).[633]

Dieses ist aber nicht gleichzusetzen mit einer Erhöhung des essentiellen Wertes im Hinblick auf die medizinisch wirksamen Inhaltsstoffe.

In der Heilpflanzenkunde haben wir eine Reihe Beispiele von Pflanzen, die in ihrem natürlichen Milieu eine große Heilkraft besitzen, jedoch als Kulturpflanzen einen beträchtlichen Teil ihrer Kräfte verlieren. So soll die Wirkung des kommerziell angebauten *Panax Ginseng* bis zu zweimal geringer sein als die der wild vorkommenden Pflanze Ostasiens.[634] * Der im Laufe der letzten Jahre vielfach propagierten *Vaccinium corymbosum*, der sogenannten Kulturheidelbeere, wird, im Gegensatz zu *Vaccinium myrtillus*, der wilden Heidelbeere, überhaupt keine medizinische Bedeutung zugemessen.[635] Daß sich gewisse Wirkstoffe einer Wildpflanze mit ihrem Anbau in Monokultur völlig verlieren können, wird von SCHENK am Beispiel *Digitalis purpurea* dargelegt.[636]

Aber auch „der Boden beeinflußt ... die Giftqualität einer Pflanze ... die verschiedenen Mineralien schaffen die Individuen einer gleichen Art so völlig um, daß sich untereinander ihre Wirkungen nicht mehr gleichen ...[637] Pflanze und Pflanzengemeinschaft und Pflanze und Boden sind nicht nur abhängig voneinander, sie sind *eins*, sie sind ein Ganzes".[638]

Es ist deutlich, daß die Entfernung einer Art aus ihrem ursprünglichen Lebenskreis und ihre Formierung als Monokultur in einem der Züchtung unterliegenden, künstlich geschaffenen Milieu auch Einfluß auf die medizinische Bedeutung der betreffenden Art hat. „Die Mängel der Gleichkulturen, Monokulturen machen sich darin geltend, daß durch die Ausscheidungen der Pflanzen eine Selbstvergiftung eintritt und dieselben nur geringe Möglichkeit haben, die Bodennährstoffe zu nutzen, oder aber sie nur einseitig benutzen können ...[639] ... Der Heilpflanzenanbau findet im Wald-Feld-Bau und als Zwischenkultur bei vielen Arten seinen natürlichen Ort ... Die Qualitäten der Heilpflanzen

* „Wenn man Ginseng in Kulturen anbaut, so benimmt er sich so wie die meisten schöpferischen Menschen, die man versucht, in das Getriebe unserer modernen menschlichen ‚Riesenapparaturen' einzuspannen: er revoltiert, indem er zwar weiterhin nach außen hin so aussieht, als wäre er der wirkliche Ginseng, aber einfach *aufhört*, wirksame Heilstoffe zu entwickeln. So muß man ihn eben im Urwald belassen, aber immer wieder hingehen, um ihn zu betreuen, worauf er dann nach sechsjährigem geduldigen Warten seine Heilkräfte aufzuspeichern beginnt." (BURANG, TH.: *Tibetanische Heilkunde*, Origo-Verlag Zürich, 1957, S. 85/86.)

im Wald-Zwischenfrucht-Bau übersteigen an Heilkraft weit die feld- und gartenmäßig angebauten Drogen" (KÖNEMANN).[640]

Andere Faktoren, die abgesehen von den Schattenbäumen, die Wirkungskräfte der CAMELLIA SINENSIS als Spenderin des T'U CH'UAN im günstigen Sinne beeinflussen, sind, wie vorher bereits erwähnt wurde, ein kühles Klima und geringe Niederschlagsmengen, d. h. Lebensbedingungen, die der Pflanze das Fortkommen *erschweren*. Zu dieser paradoxal erscheinenden Feststellung sei SPRECHER VON BERNEGG zitiert: „Auch eine gestörte oder doch stark behinderte Entwicklung durch z. B. Krankheit, kann sich günstig auf die Qualität auswirken. In verwahrlosten Teegärten, wo die Teesträucher zwischen hohem Unkraut ein kümmerliches Leben fristeten, geringe Mengen lieferten, zeichneten sie sich aber durch eine um so feinere Qualität aus . . . Es gilt der Satz: Je kühler die Lage, desto besser der Tee . . . im heißen Flachlande, wo die Wachstumsbedingungen vorzüglich sind, gibt es wohl große Quantitäten, aber schlechte Qualitäten . . ." [641] *

Aus oben Gesagtem geht wiederum hervor, daß dort, wo die Pflanze durch einen härteren Lebenskampf zu größerem Widerstand herausgefordert wird, auch besondere Eigenschaften hervorgerufen werden. Damit ist bezeugt, daß der sprichwörtliche „Kampf ums Dasein" eines lebenden Organismus die potentiellen Qualitäten zu steigern vermag. Inwieweit die Pflanze in der Lage ist, die durch diesen eigenen Kampf erfahrenen und gewonnenen Kräfte als Heilkräfte weiterzugeben, wird am Beispiel der *Calluna vulgaris* offenbar. Hierüber sagt SCHENK:

„Das Heidekraut auf den Ebenen, allen Unwettern ausgesetzt, sich kräftigend, trotz kargem Boden, wachsend auf regengepeitschten, stürmischen Landstrecken, sammelt Kraft, um diesem Unbill zu widerstehen. Diese Widerstandskraft des Heidekrauts ist auf den Menschen übertragbar, und der Tee von Heidekrautblüten heilt die Krankheiten, die ein

* MARBY weist darauf hin, daß auf Ceylon „. . . der Ertragsrückgang bei Frost in den oberen Lagen und bei Trockenheit in den östlichen Teeanbaugebieten in einer Qualitätszunahme resultiert, bedingt durch langsames Wachstum . . . Quantitätsverluste werden durch Qualitätsanstieg ausgeglichen . . ." (a. a. O., S. 27). „Während der Zeit der trockeneren Monate wächst der beste Tee auf der Plantage. Der wachstumshemmende Einfluß der geringen Niederschläge wird verstärkt durch den Einfluß des . . . starken, trockenen, leicht föhnartigen Windes" (a. a. O., S. 65).

solches Klima verschuldet . . ." [642] Der Autor nennt des weiteren die *Salix*, die unter den selben klimatischen Bedingungen lebend wie *Erica* gleiche Kräfte gegen hartes Wetter sammelt und mit Blatt und Rinde ebenfalls Wetterkrankheiten heilen kann.[643]

Die CAMELLIA SINENSIS wird also, wenn sie für die Aufbereitung des T'U CH'UAN angebaut werden soll, vorzugsweise in einem Milieu akklimatisiert werden, daß ihre Widerstandskräfte zugunsten der Qualität ihrer Wirkstoffe zu fördern vermag. In diesem Zusammenhang dürfte auch der geographischen Lage eine Bedeutung zukommen: „Der Einfluß der geographischen Breite . . . schafft innerlich verschiedene Pflanzen. Aus dieser Tatsache heraus kommen wir aus unserer Wertungslehre zu einer Geographie der Werte und Wirkung" (BOAS).[644] „Bei der Qualitätsbeurteilung von Drogen ist es wichtig zu wissen, daß die Drogen, je nach ihrer geographischen Herkunft, nicht nur was die Menge des Wirkstoffgehaltes anbetrifft, sondern auch in der Zusammensetzung des Wirkstoffes erhebliche Unterschiede aufweisen können" (LANGERFELDT).[645] Was den Teestrauch betrifft, so weist KURSANOW darauf hin, daß z. B. der Gerbstoffgehalt in den jungen Trieben geringer wird, je nördlicher der Anbau erfolgt.[646] *

*

Für die Herstellung des T'U CH'UAN mit dem wünschenswerten Optimum seiner Heilkräfte kommt, abgesehen von der Herkunft des Blattmaterials, dem *manuellen Ernte- und Aufbereitungsvorgang* wesentliche Bedeutung zu. Jeder, der einmal eine Tee-Ernte mit eigenen Augen verfolgt hat, wird ohne weiteres zugeben müssen, daß sämtliche Formen maschineller Pflückverfahren eine wirkliche *Auswahl* des Blattmaterials *unmöglich* macht. HARLER bestätigt, daß es *außerhalb* des Bereiches einer Pflückmaschine liegt, z. B. nur die Schößlinge zu ernten.[647]

Schon kleine, handgeführte, mit Benzin betriebene Schneidemaschinen, wie sie unter anderem in Misiones (Argentinien) Verwendung fin-

* Für die südliche Hemisphäre würde dieses bedeuten, je weiter südlich des Äquators eine Pflanzung gelegen ist, desto günstiger sind die Voraussetzungen für ein Qualitätsniveau, das dem des T'U CH 'UAN entspricht.

den, hacken und schnitzeln die Teeblätter groß und klein durcheinander in die Jutesäcke, und zwar mit allen auf Teepflanzungen vorkommenden Unkräutern, insbesondere der überall dominierenden *Convulvulus arvensis.* Der Konsument hat also das Vergnügen, mit dem Tee einen gewissen Prozentsatz dieser Unkräuter mitgenießen zu dürfen, von den giftigen Rückständen abgesehen, die sich mit den Abgasen des Motors auf den Blättern niederschlagen. Die Unkräuter werden auch mancherorts durch Herbiziden vernichtet,[648] deren Rückstände dann — als das größere Übel — in den Tee gelangen. Herbiziden finden z. B. auf den Plantagen in Afrika Verwendung.[649]

Ein den Qualitäten des T'U CH'UAN entsprechender Tee läßt sich *nur durch manuelle Erntevorgänge* erzielen. Es ist zweifellos grotesk, annehmen zu wollen, eine Maschine könne ein Terrain lebendiger Büsche oder ganzer Hecken so individuell bearbeiten, daß sie bei jedem Zweig die jeweils eigenwillig hervorsprießenden Spitzen auswählt resp. einholt. Eine spätere Aussortierung derselben — der einzig mögliche Ausweg,[650] welcher also doch eine erhebliche Verumständlichung und Verteuerung des Gesamtverfahrens bedeutet — erweist lediglich die Unfähigkeit der motorisierten Ernteform, edle Teile des Teestrauches in sinnvoller und schonender Weise zu erreichen und zu selektieren. Bezeichnend ist auch im übrigen, daß die im Handel befindlichen Spitzentees, etwa der Darjeeling Hochland-Golden-Flowery Orange Pekoe, *heute noch handgepflückt* werden.*

BOSE, der durch seine Entdeckungen auf dem Gebiet der Pflanzenphysiologie weltberühmt gewordene indische Forscher, hat experimentell unter Beweis stellen können, daß jede Verletzung einer Pflanze als lebenden Organismus einen Schock als Reaktion zur Folge hat. Dieser Schock löst Kettenreaktionen im Organismus der Pflanze aus.[653] Biochemisch ausgedrückt heißt das, daß der Stoffwechsel gestört wird,

* Hierzu aus einer brieflichen Mitteilung eines Kenners der Teeanbauverhältnisse in Misiones (Argentinien), JUAN FOERSTER, Begründer und Direktor des Museo de Ciencias Naturales, Dos de Mayo (Misiones): „... Die Qualität (des Tees) wird zusehends minderwertiger, weil die meisten Pflanzer nicht mehr mit der Hand pflücken, sondern mit Maschinen ernten. Was dabei herauskommt, kann man sich an den fünf Fingern abzählen ..." [651] Auch UNGER ist der Auffassung, daß die Qualität des Tees durch die maschinelle Bearbeitung herabgesetzt wird.[652]

dynamisch erfaßt: Es findet eine Verschiebung des Gleichgewichts statt, die nicht ohne Effekt auf die Wirkstoffe selber bleiben kann. Um es mit den in der Einleitung dieser Arbeit formulierten Begriffen zu umschreiben: Die physiologischen Reize bewirken, insbesondere dort wo sie ein Trauma hervorrufen, eine Störung in der mentalen Sphäre der Pflanze. Die ihr eigene geistige Figuration erfährt einen arhythmischen Impuls, der zu einer Desorientierung ihres Kräftehaushaltes führt.

Während es sich beim Handpflück um einen geringen Schock handelt, löst die maschinelle Beerntung eines Teefeldes einen kollektiven Schock aus. Es ist logisch, daß ein solcher kollektiver Schock, um so mehr, da er sich in regelmäßigen Zeitabständen des Erntevorganges wiederholt, für die Planzung in ihrer Gesamtheit und für ihr qualitatives Potential folgenschwerer auswirken muß als der Reiz, der beim Handpflück an jede einzelne Pflanze herangetragen wird. Es wäre nicht undenkbar, daß eine derartige maschinelle Traktierung von Kulturen und deren ständige Wiederholung mit der Zeit definitive charakteristische Veränderungen in der mentalen Struktur des Teestrauches hervorrufen könnten, d. h., daß sie sich negativ auf seine substantiellen Eigenschaften auswirken dürften.

Aus der allgemeinen Praxis des Heilpflanzenanbaues ist bekannt, daß Qualität wie Quantität der Wirkstoffe einer Pflanze nicht konstant sind, sondern durch bestimmte, in rhythmischer Folge sich aufbauende und retirierende Bewegungen im Organismus der Gewächse beeinflußt werden und von diesen abhängig sind. Diese Feststellung beinhaltet die Anerkennung der Existenz zeitqualitativer Elemente, die sich im Wachstum der Pflanzenwelt manifestieren.

Die wissenschaftliche Forschung hat eruiert, daß beispielsweise die Phasen des Mondes einen bestimmten Effekt auf den lebenden Organismus besitzen, indem sie in rhythmischen Verläufen verändernd auf dessen Flüssigkeitshaushalt einwirken. Damit unterliegt auch z. B. die Qualität der Heilpflanzen bis zu einem gewissen Grad dem Mondwechsel, indem die ihr innewohnenden Wertverhältnisse einer Fluktuation unterworfen sind.

So hat es sich unter anderem gezeigt, daß die pflanzlichen Energien sich vorzugsweise unter dem Einfluß des zunehmenden Mondes intensivieren und kurz vor Vollmond kulminieren. Dieser Tatbestand war den Kräutersammlern seit Urzeiten bekannt. Die Äbtissin HILDEGARD VON BINGEN (1098—1179) betont in ihrer Schrift *„Ursachen und Heilung der Krankheiten"*, daß die bei zunehmendem Mond gesammelten Kräuter sich besser zu medizinischer Verwendung eignen als die bei abnehmendem Mond eingeholten.[654] * Neueste wissenschaftliche Erfahrungen auf dem Gebiet des biologischen Landbaus bestätigen diese alten Regeln, die das Datum der Ernte in Verbindung mit lunarischen Rhythmen bringen, ein Umstand, der sich auch im Zusammenhang mit Aussaat und Pflanzzeiten geltend machen soll.[655] ** ***

Es hat sich auch gezeigt, daß gewisse Wirkstoffe in der Heilpflanze zeitweise unbefindlich sind und nur unter bestimmten Bedingungen resp. zu besonderen Zeitpunkten in Erscheinung treten, d. h. nachgewiesen werden können. So konnte bereits HILL (1716—1773) feststellen, daß sich bei Versuchspflanzen einer Gattung der Labiaceaen im Augenblick der Öffnung ihrer Blüte eine ätherische Substanz entwickelte, die er weder vorher noch nachher in einem anderen Teil dieser Pflanze analysieren konnte.[658]

Die Fluktuationen der pflanzlichen Energien unterliegen nicht nur dem Rhythmus der Jahreszeiten und der des Mondes, sondern sind auch in den Kreislauf des Sonnentages eingebaut. So sind z. B. Blätter der Digitalis purpurea, am Nachmittag gesammelt, wirksamer als die des Vormittags; die Nachtschattengewächse ihrerseits entfalten am Abend ihre optimale alkaloide Wirkung.[659]

---

* Umgekehrt gilt beispielsweise in Brasilien und anderorts heute noch die Regel, nach welcher das Holzfällen nur bei abnehmendem Mond ausgeführt werden soll. Die Säfte des Baumes befinden sich durch den Einfluß des Mondes zu dieser Zeit in Regression, wodurch sich die Haltbarkeit und Qualität des Holzes erhöht.

** Diese Zusammenhänge werden z. B. durch die Untersuchung des Saftes von Misteln bestätigt, die während einer Reihe von Jahren bei Voll- und Neumond gepflückt wurden. Dabei zeigte es sich, daß der Grad der Giftwirkung auffallend verschieden war, je nach der Zeit, zu der die Pflanze gepflückt wurde.[656]

In Zusammenhang mit diesen Untersuchungen soll auch auf das bedeutende Werk von E. und L. KOLISKO: *Die Landwirtschaft der Zukunft*, erschienen 1946, hingewiesen werden.

*** HAROLD BURR, Professor an der Yale-University New Haven (Connecticut), entdeckte vor einigen Jahren, daß die elektrische Spannung der von ihm gemessenen Bäume zur Zeit des Vollmondes am höchsten war.[657]

Nach Beobachtungen des Autors stehen die Entwicklungsphasen der CAMELLIA SINENSIS in einem akzentuierten Verhältnis zum Sonnenumlauf: Die Lebensdauer ihrer Blüten beträgt dreimal 24 Stunden, die Entwicklung ihrer Samen benötigt von der Befruchtung bis zur Reife einen Jahresumlauf der Sonne.

Es ist klar, daß derartige exterrestrische Rhythmen nicht nur für das Gebiet der Medizinalgewächse ihre Gültigkeit haben, allerdings beanspruchen sie auf diesem Sektor besondere Aufmerksamkeit. In der gärtnerischen und landwirtschaftlichen Praxis finden sie im allgemeinen wenig Beachtung.

Auch für den T'U CH'UAN gilt die Empfehlung einer Berücksichtigung der rhythmischen Gesetze der Natur während des Erntevorganges. Auf diese Weise wird es möglich, die dem Teestrauch innewohnenden Kräfte in ihrer optimalen Kondition zu fixieren.

In China wurde die Tee-Ernte von jeher im Zusammenhang mit diesen rhythmischen Vorgängen durchgeführt, indem die Pflückperioden durch gewisse Volksfeste bestimmt, und diese wiederum mit den Mondphasen in Verbindung gebracht wurden.[660] Zum Vorgang des Pflückens der Teeblätter kann auf die dort gepflegte Praxis hingewiesen werden, die eine individuelle Schonung der Teesträucher im Auge hat. Der Pflück wird üblicherweise nicht mehr als zweimal im Jahr ausgeführt.[661] * In Japan wird mancherorts überhaupt nur eine einzige Ernte effektuiert, z. B. im Uji-Gebiet, die jedoch einen sehr hohen Ertrag ergibt.[663]

Abgesehen von der geringen Anzahl der jährlichen Erntevorgänge wurden die Teesträucher in China überhaupt nicht beschnitten, nur jährlich von trockenen Zweigen gesäubert.[664] Eine derartige Fürsorge trägt dazu bei, daß die Pflanze in ihrem Wachstumsprozeß relativ ungestört verbleibt und die ihr innewohnenden Energien in vollem Umfang entwickeln kann.

Im Gegensatz hierzu stellen die durch die rein von Zweckmäßigkeitsdenken geleiteten Anbau- und Ernteverfahren des indischen Kulturkreises einen Raubbau an der Pflanze selbst dar. Das starke Beschneiden der

* Der erste, sogenannte Frühlingspflück, liefert den allerfeinsten Tee und man hielt peinlich genau daran fest, den Augenblick zu treffen, an dem die Blätter gerade beginnen, sich zu entfalten.[662]

Sträucher wie das in kurzen Abständen sich wiederholende Pflücken, ohne jede Rücksichtnahme auf die kosmischen Gegebenheiten, verhindern die natürliche Entfaltung der Wandlungsprozesse der Pflanze, d. h. sie verlaufen, durch äußere Zwangsmethoden bedingt, arhythmisch. Damit wird der Pflanze biologisch eine folgenschwere Belastung aufgebürdet, die Gefahr einer Überforderung ihrer vegetativen Reserven, welches wiederum eine Abnahme ihrer *substantiellen* Leistungsfähigkeit zur Folge hat.*

Für den T'U CH'UAN ist das Problem der maschinellen oder manuellen Arbeitsleistung mit dem Erntevorgang nicht erschöpft. Was den Aufbereitungsprozeß betrifft, haben erwiesenermaßen, wo es sich um das Qualitätsniveau handelt, *manuelle* Verfahren wesentliche Vorzüge vor den maschinellen aufzuweisen. Darüber bemerkt SPRECHER VON BERNEGG: „Beim Teerollen und -sortieren von Hand mischen sich auch die Handtranspirationen der Arbeiter mit dem Teesaft. Möglicherweise ist es gerade deshalb, warum der chinesische Tee so begeisterte Liebhaber findet.“ [667] **

---

* Hier ergibt sich eine gewisse Parallelität bei der Gegenüberstellung dieses Vorganges mit den nunmehr in den Industrieländern praktizierten Methoden der Massentierhaltung.[665] In beiden Fällen sind die Objekte Opfer einer maßlosen Profitsucht des Menschen, mit der auf skrupellose Weise versucht wird, die Natur und ihre Gesetze zu vergewaltigen. Quantität wird auf Kosten der Qualität erzeugt. Wissenschaftliche Untersuchungen haben z. B. erwiesen, daß Hühnereier, von solchen Unternehmen geliefert, sich nicht nur durch eine abnormal dünne Schalenbildung auszeichnen, sondern auch ihrem Nährwert nach minderwertig sind.[666] Gleichzeitig wird dem Verbraucher weisgemacht, daß ihm durch die Industrialisierung respektive Mechanisierung der Zucht- und Verarbeitungsverfahren seiner Nahrungsmittel gesundheitliche Vorteile, etwa durch verbesserte Hygiene, erwachsen, zumindest aber, daß eventuell auftretende negative Begleiterscheinungen, die sich im Zuge derartiger technischer Neuerungen ergeben, unterhalb der „Unbedenklichkeitsgrenze“ liegen.

In diesem Zusammenhang verweisen wir auf das interessante Werk GABEL / GLATZEL / MARQUARDT / PFEILSTICKER: *Gift auf dem Tisch? Profit oder Gesundheit in unseren Lebensmitteln.* Nicolaische Verlagsbuchhandlung, Herford 1973.

** Nach Ansicht SPRECHER VON BERNEGGS wittert der Liebhaber chinesischen Tees hinter der Behauptung, „daß der Magen sich gegen eine genaue Beschreibung der chinesischen Tee-Aufbereitung sträuben würde“, selbstverständlich eine Reklame zugunsten indischen und javanischen Tees.[668]

Die Sauberkeit der in der Teeproduktion beschäftigten Chinesen geht unter anderem aus dem Beispiel hervor, daß im Keemun-Distrikt die Pflückerinnen täglich baden mußten und keine stark riechenden oder gewürzten Speisen genießen durften.[669]

Hierzu gehört ein seither scheinbar völlig übersehenes Detail, das besondere Beachtung für sich in Anspruch nehmen sollte: Die Frage eines energetischen Austausches Mensch—Pflanze durch die manuelle Aufbereitung. Neueste Forschungen bestätigen uraltes Wissen um ein wechselseitiges Spiel in der Natur zwischen Kraftfeldern, die einander beeinflussen. Demnach repräsentiert auch jedes Lebewesen ein solches Kraftfeld.[670] Für unsere Beobachtungen ist es von zweitrangiger Bedeutung zu untersuchen, welcher Art die Medien dieses Kräfteaustausches sein könnten, ob man diesen Vorgang als „Strahlung" oder „Schwingung" bezeichnen will, ob als „Körperelektrizität", „Magnetismus" oder irgend eine andere, seither durch die Wissenschaften noch nicht eruierte Energie. Es gilt hier nur *die Realität des Effektes*. „Die Pflanzen strahlen energetische Kräfte aus, die der Mensch fühlen kann . . . sie dringen in unser eigenes Kraftfeld ein, das dafür seinerseits Energie zur Pflanze zurückfließen läßt . . ." (VOGEL) [671] Gemäß solcher Forschungsergebnisse genügt eine schwache Berührung der Pflanze durch die menschliche Hand, um den „Stromkreis" zu schließen.[672]

Von diesem Gesichtspunkt betrachtet, erhält der Vorgang der manuellen Teeaufbereitung *eine völlig neue Bewertung*. Bereits der Handpflück aktiviert einen Energieaustausch Mensch — Pflanze. In weit höherem Grad darf man voraussetzen, daß bei den verschiedenen manuellen Manipulationen, die den Aufbereitungsprozeß ausmachen, Kräfte transmittiert werden, die einen akkumulierenden Effekt auf die Energie der Pflanzenzellen haben könnten. Zu der zelleigenen Energie kommt also die ausstrahlende Energie des Menschen, indem das lebende Blattmaterial in rhythmischer Folge mit den Innenflächen und Fingerspitzen der arbeitenden Hände in Berührung gelangt. Man weiß beispielsweise von der Heilmassage her, daß von den Händen, namentlich von den Fingerspitzen des Heilmagnetopathen, derartige Übertragungen stattfinden, deren Wirkung sich ohne weiteres beim Patienten konstatieren läßt.*

Jedenfalls wird durch die manuelle Fakturierung der Qualitätscha-

* Bekannt ist im übrigen, daß auch menschliche Emanationen existieren, die einen ungünstigen Einfluß auf Gewächse haben können. Hierzu gehören die Einwirkungen, die durch die Menstruation der Frau in Erscheinung treten. Nach alten Regeln sollen Frauen während dieser Zeit Heilkräuter weder sammeln noch berühren.[673] Was den Tee betrifft, so war es den Frauen in China während dieser Tage verboten, die feine-

rakter des Tees *differenziert.* Dieses ist ein Phänomen, welches durch einen maschinellen Vorgang niemals nachgeahmt resp. hervorgebracht werden kann. Es ist zwar möglich, daß mit der maschinellen Verarbeitung die Gleichmäßigkeit des mechanischen Vorganges ein gewisses Niveau gewährleistet, mit anderen Worten: das Produkt wird standardisiert. Dieses ist das Ziel der Teeindustrie, die von rein merkantilen Interessen geleitet wird. Die unvermeidliche charakteristische Folge einer solchen Normierung besteht in einer Entwertung des Pflanzenmaterials um spezifische Eigenschaften, ein Tribut an die Maschine.*

*

Gemessen an den Maximen der Industrieländer erscheinen orthodoxe Arbeitsmethoden, wie die manuelle Technik der Teeverarbeitung sie

---

ren Sorten zu pflücken.[674] Hier interessiert ein Hinweis von SCHLEINKOFER, nach welchem das Problem der Beschaffung von Arbeitskräften ein ernstes Hindernis für die weitere Entwicklung der afrikanischen Teekulturen bildet: „Die in ihrem Aroma außerordentlich empfindlichen Blätter des Teestrauches werden durch den den Negern anhaftenden Geruch stark beeinträchtigt und damit in ihrem Wert erheblich herabgesetzt.“ [675]

Die Empfindlichkeit der Teeblätter für fremde Gerüche wird auch ersichtlich aus den außerordentlich strengen Bestimmungen für die Pflückarbeit in den kaiserlichen Teegärten Chinas, zu jener Zeit, als der T'U CH'UAN am Kaiserhof getrunken wurde. So stand Todesstrafe auf den Genuß von Knoblauch für die Arbeiter der Teegärten.[676] In Japan dürfen die feineren Teesorten manchmal nur mit Handschuhen gepflückt werden.[677]

* In einer von den Overseas Chinese News Agency and Overseas News Service in Taiwan herausgegebenen Publikation des Jahres 1973 befindet sich die Abbildung eines Teefeldes, auf dem eine moderne Erntemaschine in Betrieb zu sehen ist. Dieses Foto wird von dem bezeichnenden Text begleitet: „Tee von Taiwan ist über die ganze Welt bekannt. Aber der Gesang der Teepflückerinnen wird weniger und weniger gehört. Die Maschine ersetzt die Menschen.“ Statt der Fluiden der Mädchenhände empfängt das beerntete Teeblatt die Bleirückstände aus den Abgasen der technischen Errungenschaften ...

Auch bei MARBY finden wir einen Hinweis zum Problem der Entwertung des Pflanzenmaterials durch maschinelle Verarbeitung: „Im Tiefland (auf Ceylon) experimentiert man mit CTC-rollers (cut-tear-curl, in der Konstruktion mit einem Fleischwolf vergleichbar), wie sie in Afrika konstruiert wurden. Im Hochland hält man sich von ihnen zurück, *da durch die sehr rohe Behandlung Qualität und Geschmack beeinträchtigt werden.*“ (A. a. O., S. 42.)

darstellt, als hoffnungslos veraltet und — vom Standpunkt des westlichen Denkens ausgehend — als unrentabel. Bereits vor Jahrzehnten betonten z. B. SABELBERG, KEMPSKI und SPRECHER VON BERNEGG, daß die Teekultur, die in hohem Maße sorgfältigste Handarbeit verlangt, nur dort gewinnbringend sein kann, wo billige Arbeitskräfte zur Verfügung stehen.[678, 679, 680] Durch die zunehmende Industrialisierung auch in den sogenannten Entwicklungsländern, welche in der Hauptsache die teeproduzierenden Gebiete der Erde ausmachen, sowie die mit dieser zusammenhängenden, durch eine progressive Sozialgesetzgebung wachsenden Erhöhung des Lebensstandards der arbeitenden Bevölkerung und das sich hieraus ergebende steigende Lohnniveau, ist die Teeindustrie geradezu dazu angehalten, die bereits an vielen Orten eingeführte Mechanisierung des Ernte- und Aufbereitungsvorganges zu forcieren.* Eine solche Entwicklung innerhalb der internationalen Teewirtschaft ist eine wesentliche Voraussetzung dafür, daß der Tee als populäres Weltgenußmittel seinen Platz behaupten kann.** Damit ist aber auch klar ausgedrückt, daß eine Qualität, welche nur durch die Sorgfalt einer individuellen Ernte und Verarbeitung auf manuellem Wege erreicht werden kann, aus nationalökonomischen Gründen illusorisch werden muß.***

Heilpflanzenanbau wird heute zwar oft in Monokultur betrieben, ist aber auch immer noch im Wald-Feld-Bau und als kleinbäuerliche Gartenkultur existent. Es liegt in der Natur der Heilpflanze, daß man ihrer Pflege eine besondere, individuelle Sorgfalt angedeihen läßt. Auf diesem Gebiet bestehen Traditionen, die bis weit ins Mittelalter zurückreichen.

---

* Wir erinnern hierbei an die Empfehlung des Vertreters der Abteilung Technische Hilfe der UNO, VAN GILSE, die dieser der argentinischen Teeindustrie gegenüber geäußert hat.

** Man kann sich vielleicht fragen, ob nicht — angesichts der Entwicklung, die der Konsum synthetischer Erzeugnisse der chemischen Industrie in manchen Ländern der Erde genommen hat — der Verbraucher in Zukunft schließlich, neben anderen Surrogaten, auch die „Koffeinpille“ anstelle einer unbezahlbaren Stimulans in Form eines Teeblatt-Aufgusses akzeptieren wird. KUENZLER, vor ihm bereits KRAEPELIN, halten diese Möglichkeit für unwahrscheinlich, da die Koffeinpille dem traditionellen Teegenuß inadäquat sei.[681, 682]

*** Auch der grüne Tee, dort, wo er heute maschinell aufbereitet wird, kann nicht die gleichen Qualitäten eignen als der manuell aufbereitete Tee.

Hier soll vor allen Dingen an die Bedeutung erinnert werden, die den klösterlichen Gärten als Kulturstätte medizinischer Gewächse zukam. In den Apotheken, die heute überwiegend fertige, synthetische Fabrikware anbieten, erfolgte früher die direkte Verarbeitung der Heilkräuter. Damals wurden sie entweder an ihrem natürlichen Standort gesammelt oder als Gartenkultur angebaut.

Erst mit der allgemeinen Industrialisierung, die auch das Aufkommen von Arzneimittelfabriken mit naturheilkundlichem Produktionsprogramm begünstigte, wuchs der Bedarf an Rohmaterial. Damit entstand auch das Bedürfnis eines Anbaues im großen Stil.

Es ist klar, daß für eine industrielle, auf Standardisierung eingerichtete Verwertung der Heilpflanze die Monokultur als Modell aus praktischen und wirtschaftlichen Gründen die einzige Lösung darstellt. Für die Heilpflanze selber und für die ihr zufallende Aufgabe am Menschen ist, soweit sie nicht am natürlichen Standort gesammelt werden kann, die Gartenkultur resp. die Kleinkultur sicher auch heute noch die ideale Anbauform.

Dieses gilt auch für den Anbau der CAMELLIA SINENSIS dort, wo er mit dem Zweck der Herstellung eines Erzeugnisses erfolgen soll, das die optimalen Valeure eines REMEDIUMS im Sinne des T'U CH'UAN in sich vereinigt. Das Faktum, daß der Tee als Genußmittel in maschineller Verarbeitung im industriellen Ausmaß hergestellt wird, ist kein Argument *gegen* eine Verwendung der CAMELLIA SINENSIS im Rahmen dieser Spezialaufgabe. Hier bestehen Möglichkeiten, Initiativen zu folgen, die mit Rücksicht auf Arbeitsleistung und Lohnniveau an chinesischen und japanischen Traditionen anknüpfen, nämlich jene des Familienunternehmens, der Zwergbetriebe („Smallholder"), die ihrerseits in genossenschaftlichen Verbänden zusammengeschlossen werden könnten. Gute Erfahrungen mit einer derartigen Ordnung wurden bereits im Zusammenhang mit dem Anbau von *Handelstee* unter anderem in der Türkei, wie auf Taiwan, auf Neuguinea und Mauritius, teilweise auch in Argentinien gemacht.[683, 684, 685, 686, 687]

Als ideale Größe für einen solchen Zwergbetrieb nennt BLUME 0,4 Hektar, welches gemäß den Erfahrungen des Autors die bestmögliche Pflege der Kulturen garantiert.[688] Auch das Schädlings- und Krankheitsproblem bleibt in diesem Rahmen weniger fühlbar als es bei Großplantagen der Fall ist. Das hat sich übrigens auch in Birma und Indochina erwiesen, wo meistens keine richtig gepflegten Kulturen bestehen, sondern die Teepflanze noch nicht ganz aus den natürlichen Verhältnissen herausgerissen ist.[689] *

Allerdings wäre für die CAMELLIA SINENSIS noch eine andere Alternative gegeben, um sie ihrer ursprünglichen Nutzungsweise als Heilpflanze wieder zuzuführen. Diese verweist — paradoxerweise — in entgegengesetzter Richtung zu der durch die Zivilisation angestrebten Schaffung von Kulturen und hat eine gewisse Relation zu den jüngsten Bemühungen um die Schaffung von Reservaten zur Erhaltung aussterbender Arten der durch die Umweltverschmutzung in den Industriestaaten bedrohten Wildflora. Sie betrifft eine *Aussiedlung des Teestrauches* — in Verbindung mit der Aufforstung größerer Areale beispielsweise durch Varietäten der Gattung *Pinus* — *als Untergehölz zwecks einer gezielten Verwilderung.* Mit einem derartigen realistischen Versuch ließe sich möglicherweise eine Regeneration der essentiellen Heilkräfte der CAMELLIA SINENSIS bzw. deren optimale Entfaltung erreichen.

Der *wilde* Tee, besonders der an Abhängen zwischen verwittertem Gestein vorkommende, wurde von den Chinesen des Altertums als der beste angesehen. Dieses war jedoch *damals* gleichbedeutend mit: der Tee, der die größten Heilkräfte besaß.[690] **

* Diese Angabe bezieht sich auf die Zeit bis 1950.

** Übrigens berichtet WILLIAMSON von seinen Reisen durch das nordwestliche China über folgende Beobachtung: Er sah in einzelnen Dörfern Eingeborene regelrecht auf Affenjagd ausziehen. Sie trugen neben dicken Knüppeln kleine Ledersäcke bei sich. Sobald sie das Jagdgebiet erreicht hatten, erkletterten sie Klippen und Felsen und trieben mit den Stöcken ganze Herden von Affen vor sich her, die sich kreischend in immer höhere Regionen zurückzogen. Aus Wut rissen dann die Tiere viele Teesträucher, die an unzugänglichen Stellen wuchsen, heraus und schleuderten sie auf die Verfolger nieder. Die eingesammelten Sträucher wurden dann von den Eingeborenen in der Nähe ihrer Dörfer neu angepflanzt und ergaben hervorragende Teeernten.[691]

Nach konventionellen Auffassungen ist die Anbaufähigkeit des Teestrauches auf gewisse Klimazonen begrenzt. So gehen die meisten Autoren davon aus, daß Teekulturen nördlich des 42. Breitengrades undenkbar sind. Dieses mag für Kulturen mit industriellen Dimensionen Geltung haben, trifft aber im Prinzip nicht zu. D. h., daß ein Anbau der CAMELLIA SINENSIS *als Heilpflanze* auf diesen Breiten durchaus im Bereich der Möglichkeiten liegt. Seltsamerweise ist es seither kaum bekannt geworden und hat auch in der einschlägigen Literatur keine größere Aufmerksamkeit gefunden, daß — wie zuvor geschildert — während der letzten 300 Jahre mehrfach erfolgreiche Versuche gemacht worden sind, die CAMELLIA SINENSIS in Klimazonen heimisch zu machen, die sich, nach Auffassung von Fachleuten, teils infolge der tiefen Wintertemperaturen, teils infolge geringer Luftfeuchtigkeit und Niederschlagsmenge in den betreffenden Gebieten für einen derartigen Anbau von selber auszuschließen scheinen. Allerdings dürfte überall dort, wo solche Erwägungen ins Feld geführt werden, von der *Assam*pflanze mit ihren spezifischen Eigenschaften und Bedürfnissen ausgegangen worden sein.

LECOQ hatte, wie schon erwähnt, im Jahr 1844 im Königlichen Botanischen Garten von Paris erfolgreiche Versuche durchgeführt, als er aus dem Blattmaterial von dort kultivierten Pflanzen chinesischer Prozedenz, die aus Brasilien eingeführt worden waren, einen Tee aufbereiten konnte, der die Merkmale des Aromas des chinesischen Tees besaß.[692] Andere Versuche wurden in Südfrankreich unternommen.[693] In seiner bereits erwähnten Dissertation (1908) hatte DUPASQUIER dargelegt, daß eine Kultur des Teestrauches z. B. „im insubrischen Gebiet der Schweiz, in der Nähe der Seen und in Oberitalien durchaus möglich“ erscheint. Allerdings fügte er hinzu: „Ob sie rentabel sein würde, ist freilich eine andere Frage.“ [694]

Der Autor, der seine Beweisführung mit dem entsprechenden Erfahrungsmaterial belegen konnte, zeigt anhand von meteorologischen Statistiken, daß die Möglichkeit für Teekulturen in diesen südwesteuropäischen Gebieten nicht weniger aussichtsreich zu sein brauchten als z. B. im Kaukasus, wo sich seit der Mitte des vorigen Jahrhunderts eine hoffnungsvolle Teekultur entwickelt hat. DUPASQUIER hatte Gelegenheit, seine Experimente an Pflanzen der CAMELLIA SINENSIS durchzuführen, die sich in Lugano (Südschweiz) und Pavia (Norditalien) befanden.[695] Der Botanische Garten in Pavia beherbergt heute noch Teesträucher, die vermutlich diesen Versuchen gedient haben.

Nachdem für gewisse Gebiete der Erde, deren ökologische Bedingungen einen Anbau der CAMELLIA SINENSIS angeblich nicht gestatten, der Nachweis einer Anbaufähigkeit für diese erbracht werden konnte, liegt das Schwergewicht der Entscheidung für einen Anbau nicht mehr am Objekt selber, sondern einzig und allein in der Frage seiner Rentabilität. Es scheint so, als seien die unerschöpflichen Möglichkeiten der CAMELLIA SINENSIS, weitere Kulturgebiete zu erschließen, am Zweckmäßigkeitsdenken des Menschen und an seiner materialistischen Gesinnung gestrandet. Im Interesse der Wissenschaften, insbesondere der Phytotherapie, ist dieses zu bedauern.

Das, was hier über die nördliche Halbkugel gesagt wurde, gilt in noch höherem Maße für die südliche Hemisphäre. Hier reicht der Teeanbau nicht weiter als bis zum 31. Breitengrad (Natal, Südafrika). Mit Recht stellt SPRECHER VON BERNEGG die Frage: „Wer denkt daran, an den Hängen des Tronador und des Osorno, in den Anden oder an den prächtigen Seen Nahuel Huapi, Todos Santos und Llanquihue Tee zu pflanzen? Und doch liegt dieses Gebiet ungefähr auf der gleichen Breite wie das Teekulturland im Kaukasus, d. h. zwischen dem 40. und 42. Grad südlicher Breite . . .“ [696]

*

Der Kult um den Tee, der einstmals im alten China seinen Anfang nahm in späteren Jahrhunderten seine Blütezeit erlebte, ist keine leere Konstruktion des menschlichen Denksinnes, die dem psychischen Bedürfnis nach einem Kultgegenstand genügen will. Vielmehr ist es so, daß im Tee — im Gegensatz zu toten Kultgegenständen — die Begegnung mit einer realen Personalität gegeben ist, die durch die ihm innewohnenden Fähigkeiten als lebendiger Organismus und Träger geistiger Potenzen und mit der Wirkung, die er auf den Menschen ausübt, sich selber in diesen Mittelpunkt hineingefunden hat.

Im Teekult wird die Übertragung der Kräfte des Tees als einem Remedium des Geistes auf den Menschen nicht nur symbolisch zum Ausdruck gebracht. Vielmehr werden die Beziehungen zwischen Pflanze und Mensch zum Mittelpunkt einer rituellen Handlung, in deren Verlauf sich die im Tee wirksamen Kräfte auf eine durchaus reale Weise auf den Menschen übertragen. Man kann verstehen, daß diesem Vorgang früher einmal die Bedeutung einer sakramentalen Handlung zukam.

Damit erhält die im japanischen Sprachgebrauch übliche Charakterisierung eines Menschen, der „Tee in sich" hat, einen in der Wirklichkeit verankerten Sinn. *„Tee in sich haben"*, das spricht dem Getränk und seiner Substanz einen bestimmten personifizierenden Charakterzug zu. Es müssen also beim Tee bereits inhärente qualitätsbetonte Eigenschaften vorausgesetzt werden, die nicht erst durch den Kult selber konstruiert worden sind. Das mit diesem Sprachgebrauch umschriebene Werturteil läßt sich nur auf eine unmittelbare Relation zurückführen, zwischen den personifizierten geistigen Substanzen der Teepflanze, die diese Qualitäten bei der Einnahme des Teegetränks im Menschen aufwecken, und dessen geistigen Haltung, dessen Weltanschauung und Verhalten im Rahmen intermenschlicher Beziehungen.

„Tee in sich" kann der Mensch von Anfang an nur durch die Vereinnahmung von Tee erfahren. Damit ist auch gesagt, wie schon vorher angedeutet, daß die Zeremonie, die sich um den Tee entwickelte, das sekundäre Moment darstellt, und daß die äußere Form des Kultes an sich keineswegs allein imstande ist, dem Teilnehmer jene Geisteshaltung zu vermitteln, die mit dem Begriffswert des „Tee in sich" als Erlebnisvorgang umschrieben werden soll.

Während der Osten durch die Erhaltung seiner Teegebräuche etwas von den traditionellen Kräften, die vom Tee ausgehen, in die Neuzeit hinübergerettet hat, auch wenn dem Tee heutigentags dort nicht mehr die Bedeutung zukommt, die er noch im vorigen Jahrhundert besaß, ist dem westlichen Menschen ein solcher Vorzug durch den Tee nicht zuteil geworden. Der Tee konnte innerhalb der relativ kurzen Zeit seines Bekanntseins im Westen nie einen derartigen Einfluß erlangen wie er ihn im Osten besessen hat.

Alle pseudo-philosophischen Aussprüche über den Tee aus dem Munde westlicher Teeliebhaber zeigen nur an, daß der eigentliche Sinn des Tees von Anfang an vom Westen mißverstanden worden ist. Wie fremd, trotz aller Lobgesänge auf den Tee, *der Geist des Tees* dem Westen verbleiben mußte, läßt sich aus der sich geradezu barbarisch anmutenden Gegenüberstellung erkennen, die ein zeitgenössischer Autor vollzogen hat, indem er die japanische Teezeremonie mit den in Deutschland gebräuchlich gewesenen studentischen Komments in den Verbindungskneipen vergleicht.[697]

Mit dem Überhandnehmen der Teeunsitten, wie sie innerhalb der Wohlfahrtsgesellschaften der Industrieländer um sich gegriffen haben, ist der Tee noch mehr seines ursprünglichen Sinnes entfremdet worden.* In den Jahren nach dem Zweiten Weltkrieg sind im Zusammenhang mit dem wieder aufblühenden Teewelthandel verschiedene Schriften erschienen, die in unterhaltender Form — unter Verwendung eingestreuter historischer Daten aus der Geschichte des Tees — mit einem Anstrich wissenschaftlicher Seriosität versuchen, die Kundenwerbung im Interesse des Teegroßhandels zu fördern, ein Versuch, der nicht selten in Platitüden ausgeartet ist. Einige unter diesen Veröffentlichungen lassen unschwer die subventionsfreundliche Hand der Teeindustrie resp. die bestimmter Importfirmen erkennen, indem sie ganze Serien von Teerezepten, kulinarische Perversionen, enthalten, die bezeichnenderweise meist aus den USA stammen. Hier wird, wie schon anderwärts dargetan, der Tee vor allen Dingen in Verbindung mit alkoholischen Zusätzen gebracht. Damit wird dem Tee nur mehr die Rolle einer nominellen Zutat zuteil.

Diese Erscheinungsformen sind symptomatisch für den Geisteszustand des modernen westlichen Menschen, der sich in seinem Verlangen nach neuen Reizen übersteigert und der in dieser Steigerung die Diffusion sucht, um sich seiner selbst entledigen zu können. Denn die Flucht in die Vielheit äußerer Stimulanzien, auf der der Mensch die „Freiheit" vor sich selber zu finden hofft, ist letzten Endes eine *„Flucht aus dem Bewußtsein"*. Ein manipulierter Zug zur Vermassung, zum Gruppenden-

* So war Anfang der zwanziger Jahre dieses Jahrhunderts in England der Unfug aufgekommen, den grünen Tee zu *rauchen*.[698]

ken, scheint ihn der Notwendigkeit, die Befreiung seines Ichs in *seinem eigenen Innern* zu suchen, zu entheben. Die daraus unweigerlich folgende Desillusionierung läßt ihn für destruktive Einflüsse empfänglich werden, die sich seiner Misere als Fata Morgana anbieten. Durch den Genuß einer Reihe exotischer Medizinalgewächse — sogenannte Rauschgiftdrogen — soll die Flucht in jene Fata Morgana bewerkstelligt werden, deren Grenzpfähle nicht selten bereits in den Bereich der Psychopathologie gehören. Die Rückkehr auf den normalen Bewußtseinsplan, von dessen Elend der Drogengenuß den Menschen zeitweise dispensieren soll, ist dann oftmals mit noch größeren Depressionen verbunden. Die Stimulanzien, zu denen gegriffen wird, bewirken lediglich ein weiteres Absinken und eine progressive Auflösung des Geistes.

Wäre es nicht denkbar, den Menschen, der bereitwillig mexikanische Giftpilze und indische Kräuter in sich aufnimmt, mit deren Hilfe er hofft, sich Eingang in metaphysische Bereiche zu verschaffen, verstehen zu lernen, daß das Suchen nach exotischen Medien mit dem Endzweck einer Erreichung geistiger Erkenntnisse auf einem Mißverständnis beruht, dem er dank seines rationalen Denkvermögens zum Opfer gefallen ist? Seine Logik vermeint, Gepflogenheiten primitiver Stämme, die mit Hilfe wirksamer Pflanzenenergien versuchen, im Rahmen ihres religiösen Rituals in himmlische Bereiche einzudringen, durch Einvernahme der gleichen Stoffe dieses Erlebnis kopieren zu dürfen, ohne Schaden zu nehmen.

Der westliche Mensch vergißt dabei die Relativität die Dinge und des Geschehens, in die er selber versponnen ist. Diese Relativität besagt, daß die Übernahme fremder Gewohnheiten und Gebräuche an den Voraussetzungen anknüpfen muß, die der Mensch in seinem eigenen Milieu als ultimo ratio erkannt hat. Dieses aber ist sein Wachbewußtsein und nur durch die Inanspruchnahme desselben besteht auch die Möglichkeit für ihn, sich irrationalen Fragestellungen zu nähern, nämlich durch Meditation und Kontemplation.

Auf der Suche nach frühen Bestrebungen dieser Art in der Geschichte der Menschheit gelangen wir konsequenterweise zurück auf die jahrtausendealten Praktiken des Taoismus in China, wie seines Nachfolgers, des

Zen-Buddhismus.[699] * Damals war der aus der CAMELLIA SINENSIS bereitete grüne Trank, dessen Abschein heute nach dem Wasser das in der Welt am meisten konsumierte Getränk ist, die Quelle von Kräften, die zu innerer Sammlung und Konzentration aufriefen und zu führen vermochten. Er versinnbildlichte alle Potenzen, „zusammenziehender“ Energien, die auf ein zentripedal eingerichtetes Denken hinführten. Damit wurde die Heilpflanze CAMELLIA SINENSIS zu einem Remedium des Geistes par excellence.

Nachgeahmte Zeremonialformen entbehren nie eines gewissen peinlichen Zwiespaltes, der sich aus der geistigen Verschiedenheit zwischen der Herkunft des Originals von der des sie zu übernehmenden Kulturkreises notwendigerweise ergeben muß. Indessen sind Ursache und Mittelpunkt einer solchen Zeremonie, wenn auch in gewandelter Form, stets die gleichen, auch wenn sie in einem ihnen fremden Milieu in Erscheinung treten, denn der *Sinn* ihrer Wirkung liegt nicht im äußeren Bild, sondern ist nur am individuellen Erlebnisvermögen des Menschen wertbar. Dieses braucht nicht an gewisse religiöse oder religionsphilosophische Vorstellungen oder Inhalte gebunden zu sein, sondern ist eine, der menschlichen Natur schlechthin angeborene Veranlagung.

Die „Teezeit“ eines modernen Menschen müßte allerdings vielleicht auch in ihrer Zielsetzung dieses Differente der Herkunft einer Zeremonialform berücksichtigen, die durch eine Überführung von Ost nach West notwendigerweise gegeben ist. Der westliche Mensch benötigt in erster Linie einer Erziehung *zu sich selbst hin.* Es gilt für ihn, zu einer inneren Sammlung zu gelangen, die ihn von seiner Umgebung unabhängig macht, in der Weise, daß er das Allein-sein-können als einen natürlichen Zustand zu assimilieren vermag. Er muß also zu einer kontemplativen Bewegung auf die eigene Mitte hinfinden.

Im Gegensatz zu den in Japan geltenden Teesitten sollte der westliche Mensch T'U CH'UAN *allein* trinken, in der Abgeschiedenheit und akustischen Stille, die das Schweigen zum feierlichen Ritual erhebt.** Für

---

* Das Wort ZEN ist aus dem *Sanskrit* hergeleitet, dem Wort *Dhyana,* welches MEDITATION bedeutet.[700]

** Nach chinesischen Teetraditionen sollen überhaupt nie mehr als zwei bis drei Personen gemeinsam den Tee einnehmen. Lediglich in den Gemeinschaften der Klöster war der Kreis der Teilnehmer bedeutend größer.

den Modernen müßte jenes, was man volkstümlich mit „Entspannung“ bezeichnet, die erste Phase seiner Teezeit sein. Der Geist des Tees benötigt zu seiner Entfaltung und Manifestierung im Menschen eine rezeptive Haltung, aus der sich unter seinem Einfluß im Lauf der Zeit eine aktive Konzentrationsfähigkeit entwickelt.

Der T'U CH'UAN fördert die Erkenntnisfähigkeit und die Fähigkeit einer kritischen Beurteilung der eigenen Situation wie auch die Selbstkontrolle des Bewußtseins. Dort, wo er schöpferische Impulse hervorbringt, verläßt der Teetrinker nie den Boden der Realitäten. Die Begegnung mit dem T'U CH'UAN führt zu einer Festigung des „Mittelpunktes“, das Maßvolle wird mit dem Schönen harmonisch vereinigt durch die die Ordnung begründenden Elemente, die dem Menschen aus den Kräften der CAMELLIA SINENSIS erwachsen.

Es wächst kein Kraut auf dieser Erde, das wie dieses durch seine Energien imstande wäre, dem Menschen das Gefühl der geistigen Sammlung zu vermitteln, indem sie ihn gegen sein Außen abschirmen und ihn nach innen erschließen helfen.

In ihrer Kräfteentfaltung stellt sich die uralte Droge T'U CH'UAN den Rauschgiftdrogen, deren Wirkung Selbsttäuschung und Destruktion des Geistes Tür und Tor öffnen, *als klare Anti-These.* Damit wird die Absicht, dem T'U CH'UAN in seiner reinen und ursprünglichen Aufbereitungs- und Verwendungsform wiederum einen Weg zu bahnen, zu einer verpflichtenden Aufgabe.

VII. QUELLENVERZEICHNIS

1 Fechner, Gustav Theodor: Nanna oder über das Seelenleben der Pflanze. 5. Auflage, Leipzig, 1921.

2 Bose, Jagadis, Chunder: Die Pflanzenschrift und ihre Offenbarung. Zürich und Leipzig, 1928.

3 Nihlén, Björn: Har växterna ett själsliv? Värld och Vetande, Nr. 3, Göteborg, 1974, S. 98.

4 Francé, Raoul H.: Die Welt der Pflanzen. Neudruck: München, 1962.

5 Ders.: ebenda, S. 167.

6 Francé-Harrar, Annie: Ich — die Pflanze lebe so. Graz und Stuttgart, 1967, S. 81.

7 Francé, Raoul H.: a. a. O., S. 362.

8 Ders.: ebenda, S. 167.

9 Schenk, Gustav: Schatten der Nacht, die Macht des Giftes in der Welt. Ulm/Donau, 1964, S. 180.

10 Ders.: ebenda, S. 185.

11 Ders.: ebenda, S. 186.

12 Ders.: ebenda, S. 184/185.

13 Weiss, R. F.: Lehrbuch der Phytotherapie. Stuttgart, 1960, S. 13.

14 Schenk, Gustav: a. a. O., S. 127.

15 Bouissou, R.: Heilpflanzen. Weltgesundheit, Magazin der Weltgesundheitsorganisation, Genève, September 1973, S. 3.

16 Schenk, Gustav: a. a. O., S. 128.

17 Schmidt, Gerhard und Renzenbrink, Udo: Das Getreide als menschengemäße Nahrung. Dornach, 1967, S. 63.

18 Schenk, Gustav: a. a. O., S. 9.

19 Dittmar, Friedrich: Zivilisation und Nervenkrankheiten. Herford, 1969, S. 57.

20 Hung Fu: La Géographie du Thé. Lyon, 1932, S. 54/55.

21 Ders.: ebenda, S. 54.
22 Ders.: ebenda, S. 56/57.
23 Ders.: ebenda, S. 55.
24 Ders.: ebenda, S. 57.
25 Ders.: ebenda, S. 56.
26 Kochs, Julius: Über die Gattung Thea L. und den chinesischen Thee. Inaugural-Dissertation, Philosoph. Fakultät, Universität Erlangen. Leipzig, 1900, S. 16.
27 Unger, Erich: Der Tee, eine wirtschaftsgeographische Studie. Hamburg, 1932, S. 99.
28 Iyengar, M. A.: Briefliche Mitteilung vom 3. März 1975.
29 Ukers, William H.: All about Tea. New York, 1935, Band I, S. 135.
30 Ders.: ebenda, Band I, S. 134.
31 Ders.: ebenda.
32 Medicinal Plants of Nepal, Department of Medicinal Plants, Thapathali, Kathmandu, Nepal, 1970, S. 152/153.
33 Sprecher von Bernegg, Andreas: Der Teestrauch und der Tee. Tropische und subtropische Weltwirtschaftspflanzen, III. Teil; Genußpflanzen, 3. Band, Stuttgart, 1936, S. 254.
34 Bachtadse, K. E.: Biologische Grundlagen der Teekulturen. Tiflis, 1971.
35 Sprecher von Bernegg, Andreas: a. a. O., S. 232.
36 de Candolle, Alph.: Origine des plantes cultivées. Paris, 1883, S. 94.
37 Schleinkofer, Otto F.: Der Tee. Zweite, neu bearbeitete Auflage, Hamburg, 1956, S. 23.
38 Ders.: ebenda, S. 47.
39 Steinmann, Alfred: Zur Geschichte des Teegenusses. CIBA-Zeitschrift, Sondernummer Der Tee, 10. Jahrgang, Nr. 111, Basel, März 1948, S. 4080.
40 Leip, Hans: Sukiya, oder die große Liebe zum Tee. Düsseldorf/Wien, 1965, S. 16.
41 Schleinkofer, Otto F.: a. a. O., S. 23.
42 Adrian, Hans G.: Bilderbuch zum Tee. Braunschweig, 1967.
43 Sprecher von Bernegg, Andreas: a. a. O., S. 1—2.
44 Schleinkofer, Otto F.: a. a. O., S. 25.

45 Hung Fu: a. a. O., S. 56.

46 Sealy, J. R.: bei Harler, C. R.: The Culture and Marketing of Tea. 3. Auflage, London/New York/Bombay, 1964, S. 6.

47 Kochs, Julius: a. a. O., S. 29.

48 Ders.: ebenda.

49 Cohen Stuart, C. P.: Die Züchtung der Teepflanze. Zeitschrift f. Pflanzenzüchtung, Bd. VII, Heft 3, Juni 1920, S. 176.

50 Zander / Encke / Buchheim: Handwörterbuch der Pflanzennamen. Stuttgart, 1972, S. 152.

51 Warbug, Otto: Theaceae oder Teegewächse. (Die Pflanzenwelt, 2. Bd. Neudruck.) Leipzig, 1923, S. 438.

52 Sprecher von Bernegg, Andreas: a. a. O., S. 14.

53 Harler, C. R.: The Culture and Marketing of Tea. 3. Auflage, London/New York/Bombay, 1964, S. 5.

54 Kingdon-Ward, F.: Does wild tea exist? Nature, London/New York, Vol. 165, 25. 2. 1950, S. 299.

55 Lu Yü: Ch'a king, „Die heilige Schrift vom Tee", etwa 780 n. Chr.

56 Schleinkofer, Otto F.: a. a. O., S. 12.

57 Kochs, Julius: a. a. O., S. 16.

58 Lu Yü: a. a. O.

59 Hung Fu: a. a. O., S. 57.

60 Goubeaux, J.: Notes sur la Production du Thé vert en Chine et au Japon. Bulletin Économ. de l'Indochine, Hanoi, nov./dec. 1933, S. 974.

61 Guinard, A.: La Culture du Thé en Indochine. Archives d. Recherches Agronom. et Pastorales au Viêt-Nam, Nr. 20, Saigon, 1953, S. 16.

62 Harler, C. R.: a. a. O., S. 96.

63 Ders.: ebenda, S. 59.

64 Sprecher von Bernegg, Andreas: a. a. O., S. 238.

65 Okakura, Kakuzo: Das Buch vom Tee. Insel-Bücherei, Nr. 274, S. 20.

66 Mosig, Alfred und Schramm, Gottfried: Der Arzneipflanzen- und Drogenschatz Chinas und die Bedeutung des Pen-ts 'ao kang-Mu. Beihefte d. Pharmazie, Heft 4, Berlin, 1955, S. 12.

67 Willfort, Richard: Gesundheit durch Heilkräuter. 10. Auflage, Linz, 1969, S. 15.

68 Schleinkofer, Otto F.: a. a. O., S. 20.

69 Unschuld, Ulrike: Briefliche Mitteilung, 23. 5. 1973.

70 Goetz, Adolf: Teegebräuche. Berlin, 1935, S. 29.

71 Lu Yü: a. a. O.

72 Schleinkofer, Otto F.: a. a. O., S. 21.

73 Steinmann, Alfred: a. a. O., S. 4078.

74 Ders.: ebenda.

75 Schleinkofer, Otto F.: a. a. O., S. 21.

76 Ders.: ebenda.

77 Ders.: ebenda, S. 22.

78 Bodde, Derk: Early References to Tea Drinking in China. JAOS, (62), 1942, S. 75.

79 Schleinkofer, Otto F.: a. a. O., S. 22.

80 Ders.: ebenda, S. 24.

81 Encyclopaedia Britannica, Vol. 21, Chicago/London/Toronto/Genève, 1962, S. 862.

82 Bodde, Derk: a. a. O., S. 75.

83 Okakura, Kakuzo: a. a. O., S. 15.

84 Bodde, Derk: a. a. O., S. 75.

85 Schleinkofer, Otto F.: a. a. O., S. 23.

86 Die großen Religionen der Welt. Knaurs Farbige Taschenbücher, S. 57.

87 Hammitzsch, Horst: Cha-Do, der Teeweg. München-Planegg, 1958, S. 31.

88 Lu Yü: a. a. O.

89 Okakura, Kakuzo: a. a. O., S. 17/18.

90 Schleinkofer, Otto F.: a. a. O., S. 27.

91 Okakura, Kakuzo: a. a. O., S. 19.

92 Schleinkofer, Otto F.: a. a. O., S. 27.

93 Ders.: ebenda, S. 28.

94 Okakura, Kakuzo: a. a. O., S. 21.

95 Lu Yü: a. a. O.

96 Hammitzsch, Horst: a. a. O., S. 33.

97 Okakura, Kakuzo: a. a. O., S. 20.
98 Schleinkofer, Otto F.: a. a. O., S. 27.
99 Chen, S. C.: Te de Taiwan. América Latina y China Libre. Juli 1965, S. 53.
100 Ders.: ebenda.
101 Ders.: ebenda.
102 Okakura, Kakuzo: a. a. O., S. 17.
103 Lu Yü: a. a. O.
104 Okakura, Kakuzo: a. a. O., S. 17.
105 Schleinkofer, Otto F.: a. a. O., S. 27.
106 Urtel, Peter Martin: Die Kunst, Tee zu trinken. 7. Auflage, München, 1964, S. 94.
107 Schleinkofer, Otto F.: a. a. O., S. 27.
108 Okakura, Kakuzo: a. a. O., S. 19.
109 Kew Bulletin, 1896, bei: Laufer, Berthold: Sino-Iranica, Chicago, 1919, Neudruck: Taipei, 1967, S. 554.
110 Kochs, Julius: a. a. O., S. 47.
111 Kew Bulletin, 1896, a. a. O., S. 554.
112 Kochs, Julius: a. a. O., S. 47.
113 Sprecher von Bernegg, Andreas: a. a. O., S. 188.
114 Schleinkofer, Otto F.: a. a. O., S. 28.
115 Adrian, Hans G.: a. a. O.
116 „Tee trinken." Freie Presse, Buenos Aires, 11. 6. 67.
117 Schleinkofer, Otto F.: a. a. O., S. 24.
118 Sprecher von Bernegg, Andreas: a. a. O., S. 263 und 266.
119 Schleinkofer, Otto F.: a. a. O., S. 24.
120 Hermann, Matthias: Das Nationalepos der Tibeter, Gling König Ge Sar. Regensburg, 1965, S. 526 und 677.
121 Hung Fu: a. a. O., S. 117.
122 Ders.: ebenda, S. 33.
123 Grafe, V.: Die Teeindustrie (Die Pflanzen und die Menschen, Bd. II). Stuttgart, 1913, S. 149.
124 Hung Fu: a. a. O., S. 117.
125 Ders.: ebenda, S. 148.
126 Schleinkofer, Otto F.: a. a. O., S. 32.

127 Hammitzsch, Horst: a. a. O., S. 32.
128 Steinmann, Alfred: a. a. O., S. 4080.
129 Fukukita, Yasunosuke: Cha-no-yu, Tea Cult of Japan. Tokyo, 1932, S. 7.
130 Schleinkofer, Otto F.: a. a. O., S. 32.
131 Steinmann, Alfed: a. a. O., S. 4081.
132 Berliner, Anna: Der Teekult in Japan. Asia Major, Vol. VI, Fasc. 2—3, III. Teil, Leipzig, 1930, S. 212.
133 Dies.: ebenda, S. 212.
134 Steinmann, Alfred: a. a. O., S. 4080.
135 Hammitzsch, Horst: a. a. O., S. 32.
136 Okakura, Kakuzo: a. a. O., S. 21.
137 Berliner, Anna: a. a. O., S. 213.
138 Dies.: ebenda.
139 Dies.: ebenda.
140 Dies.: ebenda.
141 Dies.: ebenda.
142 Sprecher von Bernegg, Andreas: a. a. O., S. 215.
143 Ders.: ebenda.
144 Hammitzsch, Horst: a. a. O., S. 35.
145 Ders.: ebenda, S. 33/34.
146 Ders.: ebenda, S. 33.
147 Okakura, Kakuzo: a. a. O., S. 21 .
148 Hammitzsch, Horst: a. a. O., S. 33.
149 Berliner, Anna: a. a. O., S. 211.
150 Hammitzsch, Horst: a. a. O., S. 61.
151 Ders.: ebenda, S. 153.
152 Ders.: ebenda.
153 Okakura, Kakuzo: a. a. O., S. 5.
154 Ders.: ebenda.
155 Ders.: ebenda, S. 34/35.
156 Ders.: ebenda, S. 5.
157 Ders.: ebenda, S. 68.
158 Hammitzsch, Horst: a. a. O., S. 22.
159 Steinmann, Alfred: a. a. O., S. 4082.

160 Berliner, Anna: a. a. O., S. 266.
161 Hammitzsch, Horst: a. a. O., S. 60/61.
162 Schleinkofer, Otto F.: a. a. O., S. 35.
163 Hammitzsch, Horst: a. a. O., S. 105.
164 Ders.: ebenda, S. 49/50.
165 Ders.: ebenda, S. 74.
166 Okakura, Kakuzo: a. a. O., S. 52/53.
167 Schleinkofer, Otto F.: a. a. O., S. 33.
168 Hammitzsch, Horst: a. a. O., S. 34/35.
169 Okakura, Kakuzo: a. a. O., S. 22.
170 Hammitzsch, Horst: a. a. O., S. 51.
171 Ders.: ebenda, S. 36—38.
172 Ders.: ebenda, S. 50/51.
173 Leip, Hans: a. a. O., S. 47.
174 Tschesche, Rudolf; Weber, Alfred und Wulff, Günter: Über die Struktur des „Theasaponins“. Liebigs Ann. Chem. 721, Bonn, 1969, S. 209/210.
175 Berliner, Anna: a. a. O., S. 221.
176 Dies.: ebenda, S. 223.
177 Dies.: ebenda, S. 221.
178 Dies.: ebenda, S. 222.
179 Dies.: ebenda, S. 223.
180 Schleinkofer, Otto F.: a. a. O., S. 35.
181 Ders.: ebenda, S. 51.
182 Hung Fu: a. a. O., S. 163.
183 Goetz, Adolf: a. a. O., S. 11.
184 Ukers, William H.: a. a. O., Band II, S. 215.
185 Unschuld, Ulrike: a. a. O.
186 Hung Fu: a. a. O., S. 23, Fußnote 2.
187 Lettsom, John Coakley: The Natural History of the Tea-Tree, with Observations on the Medical Qualities of Tea, and Effects of Tea-drinking. London, 1772 (neue Auflage 1799), S. 7.
188 Ukers, William H.: a. a. O., Band I, S. 11.
189 Schleinkofer, Otto F.: a. a. O., S. 73.
190 Hung Fu: a. a. O., S. 129.

191 Bald, Claud: Indian Tea. 7. Ausgabe, Calcutta, 1965, S. 361.
192 Ukers, William H.: a. a. O., Band I, S. 28.
193 Schleinkofer, Otto F.: a. a. O., S. 46.
194 Ders.: ebenda.
195 Ders.: ebenda, S. 27.
196 Ders.: ebenda, S. 46.
197 Sprecher von Bernegg, Andreas: a. a. O., S. 3.
198 Steinmann, Alfred: a. a. O., S. 4084/4085.
199 Schleinkofer, Otto F.: a. a. O., S. 46/47.
200 Ders.: ebenda, S. 47.
201 Ders.: ebenda.
202 Ders.: ebenda, S. 50.
203 Adrian, Hans G.: Lieben Sie Tee? Bremen, 1970, S. 22.
204 Schleinkofer, Otto F.: a. a. O., S. 47.
205 Steinmann, Alfred: a. a. O., S. 4086.
206 Morisset, M. Philiberto: An The Chinesium Menti confert? Doktordissertation a. d. Medizin. Fakultät, Universität Paris, 1648.
207 Sprecher von Bernegg, Andreas: a. a. O., S. 7.
208 Schleinkofer, Otto F.: a. a. O., S. 51.
209 Zwinger, Theodor: Theatrum Botanicum oder Kräuterbuch. Basel, 1696, S. 204.
210 Tschirch, A.: Handbuch der Pharmakognosie, 1. Abt. Leipzig, 1923, S. 370.
211 Schleinkofer, Otto F.: a. a. O., S. 53 und S. 49.
212 Ders.: ebenda, S. 48.
213 Ukers, William H.: a. a. O., Band I, S. 43.
214 Ders.: ebenda, Band II, S. 401/402.
215 Ders.: ebenda, Band II, S. 503.
216 Schleinkofer, Otto F.: a. a. O., S. 54.
217 Ukers, William H.: a. a. O., Band I, S. 49.
218 Ders.: ebenda, Band II, S. 502.
219 Ders.: ebenda.
220 Ders.: ebenda, Band II, S. 403/404.
221 Schleinkofer, Otto F.: a. a. O., S. 48.
222 Ders.: ebenda, S. 52.

223 Ukers, William H.: a. a. O., Band II, S. 123.
224 Sabelberg, Franz: Tee (Wandlungen in der Erzeugung und Verwendung d. Tees nach d. Weltkrieg). Leipzig, 1938 (Heft 13), S. 100/101.
225 Ders.: ebenda, S. 110/111.
226 Schleinkofer, Otto F.: a. a. O., S. 52.
227 Ders.: ebenda, S. 53.
228 Ukers, William H.: a. a. O., Band I, S. 32.
229 Goetz, Adolf: a. a. O., S. 58.
230 Ders.: ebenda, S. 60.
231 Ders.: ebenda, S. 59.
232 Schleinkofer, Otto F.: a. a. O., S. 50.
233 Ders.: ebenda.
234 Kraepelin, Emil: Über Alkohol und Tee. Verhandlungen d. 10. Internat. Med. Kongresses, Bd. IV, Berlin, 1892.
235 Maronde, Curt: Rund um den Tee. Frankfurt am Main, 1973, S. 74—95.
236 Tschirch, A.: a. a. O., S. 342.
237 Swederus, M. B.: Ett bidrag till den svenska naturforskningens historia. Botaniska Trädgården i Upsala (1655—1807). Falun, 1877, S. 101.
238 Fries, Th. M.: Linné, Lefnadsteckning, senare delen. Stockholm, 1903, S. 101.
239 Ukers, William H.: a. a. O., Band I, S. 205/206.
240 Fries, Th. M.: a. a. O., S. 100.
241 Swederus, M. B.: a. a. O., S. 104.
242 Fries, Th. M.: a. a. O., S. 101.
243 Uppsala Universitetet: Botaniska Trädgården, Briefliche Mitteilung von Trädgårdsintendent Örjan Nilsson v. 16. 4. 75.
244 Fries, Th. M.: a. a. O., S. 98.
245 Ukers, William H.: a. a. O., Band I, S. 206.
246 Schleinkofer, Otto F.: a. a. O., S. 53.
247 Lecoq, L.-M.: De la Culture du Thé et sa Préparation en France. Paris, 1845.
248 Ders.: ebenda, S. 9.

249 Bernegau (Korpsstabsapotheker): Über die Theekultur auf der Insel São Miguel (Azoren), Der Tropenpflanzer. 7. Jg., 1903, S. 166.
250 Dupasquier, Paul A.: Beiträge zur Kenntnis des Thees. Inaugural-Dissertation, Zürich, 1908, S. 55—57.
251 Ders.: ebenda,S. 53.
252 Bernegau: a. a. O., S. 166.
253 Sprecher von Bernegg, Andreas: a. a. O., S. 258.
254 Bernegau: a. a. O., S. 166.
255 Ders.: ebenda.
256 Ders.: ebenda, S. 168.
257 Schleinkofer, Otto F.: a. a. O., S. 45.
258 Sprecher von Bernegg, Andreas: a. a. O., S. 258.
259 Ders.: ebenda, S. 254.
260 Ders.: ebenda.
261 Sabelberg, Franz: a. a. O., S. 81.
262 Sprecher von Bernegg, Andreas: a. a. O., S. 255.
263 Sabelberg, Franz: a. a. O., S. 82.
264 Bachtadse, K. E.: a. a. O.
265 Harler, C. R.: a. a. O., S. 251 und 254.
266 Bachtadse, K. E.: a. a. O.
267 Die Teekultur im Kaukasusgebiet im Jahr 1903, Der Tropenpflanzer. Nr. 1, Jg. VIII, Berlin, Januar 1904, S. 200.
268 Bachtadse, K. E.: a. a. O.
269 Harler, C. R.: a. a. O., S. 212.
270 Ders.: ebenda.
271 „Ismet soll auch Tee trinken.“ (Schulfunk, Westdeutscher Rundfunk), Sendereihe „Aus Heimat und Welt“, Sommer 1957.
272 Ebenda.
273 Turkish State Monopolies, Briefliche Mitteilung vom 17. 8. 67.
274 „Ismet soll auch Tee trinken“, a. a. O.
275 Turkish State Monopolies, a. a. O.
276 Wurziger, J.: Tee und mikroskopische Untersuchung von Tee. (Handbuch der Lebensmittelchemie, Band VI, 1970), S. 141.
277 Sprecher von Bernegg, Andreas: a. a. O., S. 272.
278 Harler, C. R.: a. a. O., S. 251.

279 Sprecher von Bernegg, Andreas: a. a. O., S. 274.
280 Ders.: ebenda, S. 227.
281 Schleinkofer, Otto F.: a. a. O., S. 83.
282 White, J. B.: The Indian Tea Industry. Journ. Soc. of Arts, London, 1887, S. 736.
283 Ukers, William H.: a. a. O., Band I, S. 134.
284 Sprecher von Bernegg, Andreas: a. a. O., S. 232.
285 Ukers, William H.: a. a. O., Band I, S. 135.
286 Ders.: ebenda, Band I, S. 137.
287 Sprecher von Bernegg, Andreas: a. a. O., S. 232.
288 Ukers, William H.: a. a. O., Band I, S. 137.
289 Ders.: ebenda, Band I, S. 140.
290 Sprecher von Bernegg, Andreas: a. a. O., S. 232.
291 Ukers, William H.: a. a. O., Band I, S. 141.
292 Tschirch, A.: a. a. O., S. 346.
293 Ukers, William H.: a. a. O., Band I, S. 142.
294 Ders.: ebenda.
295 Harler, C. R.: a. a. O., S. 209.
296 Ukers, William H.: a. a. O., Band I, S. 145.
297 Ders.: ebenda, Band I, S. 146/147.
298 Ders.: ebenda, Band I, S. 151.
299 Schleinkofer, Otto F.: a. a. O., S. 38.
300 Ders.: ebenda, S. 68/69.
301 Ukers, William H.: a. a. O., Band I, S. 158.
302 Schleinkofer, Otto F.: a. a. O., S. 37.
303 Sprecher von Bernegg, Andreas: a. a. O., S. 234.
304 Ukers, William H.: a. a. O., Band I, S. 227.
305 Harler, C. R.: a. a. O., S. 123.
306 Eden, T.: Tea. 2. Auflage, London, 1965, S. 193.
307 Harler, C. R.: a. a. O., S. 251.
308 Ukers, William H.: a. a. O., Band I, S. 109/110.
309 Schleinkofer, Otto F.: a. a. O., S. 40.
310 Ukers, William H.: a. a. O., Band I, S. 112.
311 Ders.: ebenda, Band I, S. 113.
312 Ders.: ebenda, Band I, S. 115.

313 Sabelberg, Franz: a. a. O., S. 70.
314 Schleinkofer, Otto F.: a. a. O., S. 41.
315 Sprecher von Bernegg, Andreas: a. a. O., S. 249/250.
316 Ukers, William H.: a. a. O., Band I, S. 130/131.
317 Schleinkofer, Otto F.: a. a. O., S. 42.
318 Sprecher von Bernegg, Andreas: a. a. O., S. 244.
319 Schleinkofer, Otto F.: a. a. O., S. 42.
320 Sprecher von Bernegg, Andreas: a. a. O., S. 220.
321 Harler, C. R.: a. a. O., S. 251.
322 Ukers, William H.: a. a. O., Band I, S. 173.
323 Ders.: ebenda, Band I, S. 177.
324 Ders.: ebenda, Band I, S. 180.
325 Marby, Heidrun: Die Teelandschaft der Insel Ceylon. Dissertation Wiesbaden, Jahr der Promotion 1969, S. 28 und 39.
326 Dies.: ebenda, S. 41.
327 Ukers, William H.: a. a. O., Band I, S. 180.
328 Sabelberg, Franz: a. a. O., S. 45.
329 Sprecher von Bernegg, Andreas: a. a. O., S. 239.
330 Marby, Heidrun: a. a. O., S. 32 und 34.
331 Dies.: ebenda, S. 34.
332 Schleinkofer, Otto F.: a. a. O., S. 39.
333 Harler, C. R.: a. a. O., S. 251.
334 Ders.: ebenda, S. 215.
335 Unger, Erich: a. a. O., S. 68.
336 Schleinkofer, Otto F.: a. a. O., S. 43/44.
337 Harler, C. R.: a. a. O., S. 215.
338 Ders.: ebenda, S. 216.
339 Sprecher von Bernegg, Andreas: a. a. O., S. 251.
340 Harler, C. R.: a. a. O., S. 216.
341 „Afrika entdeckt den Tee." Scala, August 1967, Nr. 8.
342 Unger, Erich: a. a. O., S. 68.
343 „Afrika entdeckt den Tee", a. a. O.
344 Harler, C. R.: a. a. O., S. 217.
345 Blume, H.: Smallholder Tea on Mauritius. Afrika-Stud. 58, Amsterdam, 1971, S. 109.

346 Harler, C. R.: a. a. O., S. 217.
347 Unger, Erich: a. a. O., S. 69.
348 Schleinkofer, Otto F.: a. a. O., S. 44.
349 Harler, C. R.: a. a. O., S. 221.
350 Ders.: ebenda.
351 Schweinfurth, Ulrich: Der Teeanbau in Neu-Guinea. Südasien-Institut der Universität Heidelberg, Sonderdruck Nr. 83, 1970, S. 228.
352 Ders.: ebenda, S. 224/225.
353 Ders.: ebenda, S. 224.
354 Schleinkofer, Otto F.: a. a. O., S. 57.
355 Sabelberg, Franz: a. a. O., S. 22.
356 Schleinkofer, Otto F.: a. a. O., S. 57.
357 Sabelberg, Franz: a. a. O., S. 25.
358 Harler, C. R.: a. a. O., S. 105.
359 Ders.: ebenda, S. 251.
360 Schleinkofer, Otto F.: a. a. O., S. 59.
361 „Teegewinnung in Japan." Pestalozzi-Kalender, 2. Teil, Zürich, 1958, S. 87.
362 Sprecher von Bernegg, Andreas: a. a. O., S. 229.
363 Harler, C. R.: a. a. O., S. 110.
364 A Treasure of the World, Japanese Tea, Japan Tea Exporters' Association, Shizuoka, S. 3.
365 Harler, C. R.: a. a. O., S. 107.
366 Hung Fu: a. a. O., S. 129.
367 Schleinkofer, Otto F.: a. a. O., S. 82.
368 Sprecher von Bernegg, Andreas: a. a. O., S. 231.
369 Sabelberg, Franz: a. a. O., S. 91.
370 Harler, C. R.: a. a. O., S. 108.
371 Sprecher von Bernegg, Andreas: a. a. O., S. 231.
372 Schleinkofer, Otto F.: a. a. O., S. 82.
373 Ders.: ebenda, S. 59.
374 Harler, C. R.: a. a. O., S. 203/204.
375 Ders.: ebenda, S. 205.
376 Sprecher von Bernegg, Andreas: a. a. O., S. 343.
377 Harler, C. R.: a. a. O., S. 205.

378 Sprecher von Bernegg, Andreas: a. a. O., S. 238.

379 Ders.: ebenda, S. 214/215.

380 Harler, C. R.: a. a. O., S. 207/208.

381 Sprecher von Bernegg, Andreas: a. a. O., S. 25/26.

382 Unger, Erich: a. a. O., S. 66.

383 Harler, C. R.: a. a. O., S. 25.

384 Ders.: ebenda.

385 Hassel, Hermann F.: Desarrollo del Cultivo de Té en Misiones. El Territorio, Sonderbeilage „El Té“, Posadas (Misiones), den 2. 6. 1968, S. 22.

386 Foerster, Juan: Briefliche Mitteilung v. 6. 8. 1974.

387 Sucesores de Jorge Naville: Briefliche Mitteilung v. 10. 8. 1967.

388 „En 1928 se plantaron en Puerto Bemberg las primeras Hectáreas de Té“. El Territorio, a. a. O., S. 4.

389 Chemes, Fued: Comprador Chileno. El Territorio, a. a. O., S. 9.

390 Burgos, José A.: Briefliche Mitteilung v. 28. 8. 1967.

391 Decanato de la Faculdad de Agronomia, Universidad Nacional de San Antonio. Abad del Cuzco: Briefliche Mitteilung v. 26. 8. 1967.

392 Harler, C. R.: a. a. O., S. 252.

393 Sprecher von Bernegg, Andreas: a. a. O., S. 258.

394 Lecoq, L.-M.: a. a. O., S. 8.

395 Sprecher von Bernegg, Andreas: a. a. O., S. 259.

396 Navajas-Artaza, Pablo: Persönliche Mitteilung am 1. 10. 1967.

397 Harler, C. R.: a. a. O., S. 252.

398 Chemes, Fued: a. a. O.

399 Krier, Hubert: Tapferes Paraguay. Würzburg, 1973, S. 99.

400 Schneider-West, Beatriz: Vida y Muerte del Instituto Nacional del Té. El Territorio, a. a. O., S. 23.

401 Marqués, Julio: Persönliche Mitteilung am 15. 3. 1974.

402 Echague, Humberto Cayon: Fué en la Modesta y Olvidada Colonia de Tres Capones donde se inicia el Cultivo de Té en el Nordeste. El Territorio, a. a. O., S. 2.

403 Torres Santander, Silvia Libertad: Historia del Té. Oberá, 1974, S. 23.

404 „Análisis de la Producción e Industria Tealera en Corrientes". El Territorio, a. a. O., S. 14.
405 Torres Santander, Silvia Libertad: a. a. O., S. 23.
406 Hassel, Hermann F.: a. a. O.
407 Echague, Humberto Cayon: Antes de 1940 Técnicos de Agricultura y Colonos de Misiones no tenian Fe en el Resultado Económico del Té. El Territorio, a. a. O., S. 21.
408 „En 1928 se plantaron ..." a. a. O.
409 Chemes, Fued: Los Origenes del Té en la Zona de Oberá. El Territorio, a. a. O., S. 5.
410 Ders.: ebenda.
411 van Gilse, J.: Informe sobre la Industria del Té en la Argentina. El Territorio, a. a. O., S. 13.
412 „Análisis de la Producción ..." a. a. O.
413 Navajas-Artaza, Pablo: a. a. O.
414 Ders.: ebenda.
415 van Gilse, J.: a. a. O.
416 Kutsche, Pedro: Die argentinische Teeindustrie. Freie Presse, Buenos Aires, 30. 7. 1967, S. 24.
417 „El Comercio del Té en el Análisis de la Economia Tealera Correntina." El Territorio, a. a. O., S. 15.
418 Navajas-Artaza, Pablo: a. a. O.
419 Ders.: ebenda.
420 Kutsche, Pedro: a. a. O.
421 Sand, Einar: Persönliche Mitteilung, 29. 8. 1967.
422 Kutsche, Pedro: Briefliche Mitteilung, 21. 5. 1975.
423 Ders.: Die argentinische Teeindustrie. a. a. O.
424 Ders.: ebenda.
425 Ders.: Briefliche Mitteilung, 21. 5. 1975.
426 „Misiones: Fortgesetzte Proteste der Teeanbauer." Freie Presse, 31. 1. 1972.
427 van Gilse, J.: a. a. O.
428 Sand, Einar: Persönliche Mitteilung, 14. 3. 1974.
429 Kutsche, Pedro: Persönliche Mitteilung, September 1967.
430 van Gilse, J.: a. a. O.

431 Wurziger, J.: a. a. O., S. 144 und 142.
432 Ders.: ebenda, S. 141.
433 Zwinger, Theodor: a. a. O., S. 204/205.
434 Fischer, Emil, bei Uffer, Andreia: Zur Chemie des Tees. CIBA-Zeitschrift, a. a. O., S. 4115.
435 Eden, T.: a. a. O., S. 142 und 150.
436 Yamanishi, Tei; Kiribuchi, Toshiko; Sakai, Michiko; Fujita, Noriko; Ikeda, Yasuko und Sasa, Keiko: Studies on the Flavor of Green Tea, Part V. Examination of the Essential Oil of the Tea-leaves by Gas Liquid Chromatography, Agr. Biol. Chem. Vol. 27, Nr. 3, 1963, S. 193—198.
437 Yamanishi, Tei; Kiribuchi, Toshiko; Mikumo, Yasuko; Sato, Hisako; Ohmura, Akiko; Mine, Ayako und Kurata, Tomoko: Studies on the Flavor of Green Tea, Part VI. Neutral Fraction of the Essential Oil of Tea-leaves. Agr. Biol. Chem. Vol. 29, Nr. 4, 1965, S. 300—306.
438 Yamanishi, Tei; Kobayashi, Akio; Uchida, Atsuko und Kawashima, Yoko: Studies on the Flavor of Green Tea, Part VII. Flavor Components of Manufactured Green Tea. Agr. Biol. Chem. Vol. 30, Nr. 11, 1966, S. 1102—1105.
439 Yamanishi, Tei; Nose, Michiko und Nakatani, Yoichi: Studies on the Flavor of Green Tea, Part VIII. Further Investigation of Flavor Constituents in Manufactured Green Tea. Agr. Biol. Chem., Vol. 34, Nr. 4, 1970, S. 599—603.
440 Nose, Michiko; Nakatani, Yoichi und Yamanishi, Tei: Studies on the Flavor of Green Tea, Part IX. Identification and Composition of Intermediate and High Boiling Constituents in Green Tea Flavor. Agr. Biol. Chem., Vol. 35, Nr. 2, 1971, S. 261—271.
441 Bondarovich, H. A.; Giammarino, A. S.; Renner, J. A.; Shephard, F. W.; Shingler, A. J. und Gianturco, M. A.: Volatiles in Tea. Some Aspects of the Chemistry of Tea. A Contribution to the Knowledge of the Volatile Constituents. J. Agr. Food Chem., Vol. 15, Nr. 1, Jan./Febr. 1967.
442 Sprecher von Bernegg, Andreas: a. a. O., S. 206.

443 Uffer, Andreia: Zur Chemie des Tees. CIBA-Zeitschrift, a. a. O., S. 4115.
444 Gross, Franz: Zur Pharmakologie des Tees. CIBA-Zeitschrift, a. a. O., S. 4108.
445 Dupasquier, Paul A.: a. a. O., S. 26.
446 Ders.: ebenda, S. 43.
447 Tschirch, A.: a. a. O., S. 362.
448 Kroeber, Ludwig: Das neuzeitliche Kräuterbuch. Band III, Stuttgart, 1949, S. 12/13.
449 Dupasquier, Paul A.: a. a. O., S. 43.
450 Ukers, William H.: a. a. O., Band I, S. 522.
451 Sprecher von Bernegg, Andreas: a. a. O., S. 207.
452 Ukers, William H.: a. a. O., Band I, S. 274.
453 Gross, Franz: a. a. O., S. 4114.
454 Sprecher von Bernegg, Andreas: a. a. O., S. 204.
455 Tschirch, A.: a. a. O., S. 362.
456 Kaden, Oskar F.: Die hauptsächlichen Wirkstoffe der Aufgüsse von schwarzem Tee. Die Heilkunst, Heft 2, München, Februar 1966, S. 51—53.
457 Ders.: ebenda, S. 54.
458 Gross, Franz: a. a. O., S. 4111/4112.
459 Ders.: ebenda, S. 4109.
460 Ders.: ebenda.
461 Hoch, August und Kraepelin, Emil: Über die Wirkung der Theebestandtheile auf körperliche und geistige Arbeit. Kraepelins psychol. Arbeiten. Bd. I, Leipzig, 1896, S. 379.
462 Schleinkofer, Otto F.: a. a. O., S. 13.
463 Ders.: ebenda, S. 17.
464 Ders.: ebenda.
465 Hoch, August; und Kraepelin, Emil: a. a. O., S. 488.
466 Pauli, R.: Der Einfluß von Tee auf geistige Arbeit. Arch. f. d. ges. Psychologie. Bd. 60, 1927, S. 410.
467 Allers, Rudolf, bei Gross, Franz: a. a. O., S. 4109.
468 Rüdiger, Ralf: Grüner Tee für nervöse Leute. Berliner Ztg., Nr. 299, 1971, S. 7.

469 Eden, T.: a. a. O., S. 141.
470 Ders.: ebenda.
471 Ders.: ebenda, S. 142.
472 Kursanow, A. L.: Synthese und Umwandlung der Gerbstoffe in der Teepflanze. Berlin, 1954, S. 11.
473 Eden, T.: a. a. O., S. 142.
474 Gross, Franz: a. a. O., S. 4113.
475 Grafe, V.: a. a. O., S. 138.
476 Tschirch, A.: a. a. O., S. 368.
477 Grafe, V.: a. a. O., S. 138.
478 Kaden, Oskar F.: a. a. O., S. 53.
479 Kursanow, A. L.: a. a. O.: S. 43.
480 Ders.: ebenda, S. 41.
481 Sprecher von Bernegg, Andreas: a. a. O., S. 161.
482 Ders.: ebenda, S. 168/169.
483 Eden, T.: a. a. O., S. 155/156.
484 Steinmann, Alfred: a. a. O., S. 4098.
485 Ukers, William H.: a. a. O., Band I, S. 535.
486 Sprecher von Bernegg, Andreas: a. a. O., S. 178.
487 Saijō, Ryoyasu und Takeo, Tadakazu: Volatile and Non-volatile Forms of Aroma Compounds in Tea Leaves and Their Changes due to Injury. Agr. Biol. Chem. 37 (6), 1973, S. 1370.
488 Sprecher von Bernegg, Andreas: a. a. O., S. 206.
489 Opárin, A., bei Kursanow, A. L.: a. a. O., S. 31.
490 Kursanow, A. L.: a. a. O., S. 32/33.
491 Ukers, William H.: a. a. O., Band I, S. 525.
492 Sprecher von Bernegg, Andreas: a. a. O., S. 183.
493 Schleinkofer, Otto F.: a. a. O., S. 72.
494 Sprecher von Bernegg, Andreas: a. a. O., S. 183.
495 Schleinkofer, Otto F.: a. a. O., S. 73.
496 Kursanow, A. L.: a. a. O., S. 8 und 12/13.
497 Cohen Stuart, C. P., bei Ukers, William H.: a. a. O., Band I, S. 519.
498 Schleinkofer, Otto F.: a. a. O., S. 73.
499 Steinmann, Alfred: a. a. O., S. 4101.
500 Iyengar, A.: a. a. O.

501 Nakagawa, Muneyuki: Briefliche Mitteilungen, 27. 2. 1974 und 28. 6. 1974.
502 Ders.: Briefliche Mitteilung, 28. 6. 1974.
503 Dupasquier, Paul A.: a. a. O., S. 46.
504 Ukers, William H.: a. a. O., Band I, S. 535.
505 Ders.: ebenda, Band I, S. 519.
506 Explanation of the Tea Research Station. Ministry of Agriculture and Forestry, Japan, S. 8.
507 Koch, bei von Czetsch-Lindenwald, H.: Pflanzliche Arzneizubereitungen. 2. Auflage, Stuttgart, 1945, S. 67.
508 Wurziger, J.: a. a. O., S. 144.
509 Explanation of the Tea Research Station, a. a. O., S. 12.
510 Ebenda, S. 9.
511 Nakagawa, Muneyuki: Constituents in Tea Leaf and Their Contribution to the Taste of Green Tea Liquor. JARQ., Vol. 5, Nr. 3, 1970, S. 43.
512 Ukers, William H.: a. a. O., Band I, S. 535.
513 Ders.: ebenda, Band I, S. 537.
514 Bein, F. A.: Tee und seine Aufbereitung. Die Heilkunst, Heft 2, München, Februar 1966, S. 40.
515 Francé-Harrar, Annie: Die letzte Chance für eine Zukunft ohne Not. München, 1950, S. 228.
516 Kochs, Julius: a. a. O., S. 39.
517 Nultsch, Wilhelm: Allgemeine Botanik. Stuttgart, 1968, S. 224.
518 Nakagawa, Muneyuki: Briefliche Mitteilung, 27. 2. 1974.
519 Sprecher von Bernegg, Andreas: a. a. O., S. 207.
520 Guinard, A.: a. a. O., S. 144.
521 Ders.: ebenda.
522 Yamanishi, Tei; Kiribuchi, Toshiko; u. a.: a. a. O., S. 302.
523 Yamanishi, Tei; Kobayshi, Akio; u. a.: a. a. O., S. 1104.
524 Yamanishi, Tei; Nose, Michiko und Nakatani, Yoichi: a. a. O., S. 600.
525 Hoch, August und Kraepelin, Emil: a. a. O., S. 483/484.
526 Lettsom, John Coakley: a. a. O., S. 40.
527 Hoch, August und Kraepelin, Emil: a. a. O., S. 484.

528 Iyengar, M. A.: a. a. O.
529 Sergent, Edmond: Décoction de Thé noir à la tripolitaine et infusion de Thé vert à la marocaine. Archives de l'Institut Pasteur de Tunis, t. XXX. Nr. 1—2, juin 1941, S. 266.
530 Zwinger, Theodor: a. a. O., S. 206.
531 Sergent, Edmond: a. a. O., S. 266.
532 Gobert, E.: Comment les Tunisiens prennent-ils le Thé? Arch. Inst. Pasteur de Tunis, t. 29, sept. 1940, S. 322.
533 Burnet, Etienne: Enquête sur l'Alimentation en Tunesie. Arch. Inst. Pasteur de Tunis, t. 28, dec. 1939, S. 430.
534 Dinguizli, B.: Un nouveau fléau social: le Théisme en Tunisie. Bull. Acad. Méd., 97, 29 mars, 1927, S. 423.
535 Burnet, Etienne: a. a. O., S. 430.
536 Gerhard, H.: Kaffee, Tee, Alkohol, Tabak — Anklage oder Freispruch? Stuttgart, 1965, S. 24.
537 Gross, Franz: a. a. O., S. 4109.
538 Dinguizli, B.: a. a. O., S. 423.
539 Young Wei; Hotovec, Robert L. und Romero, Arthur G.: Tea and Arteriosclerosis. Nature, Vol. 216, Dec. 9, 1967, S. 1015.
540 Dies.: ebenda, S. 1016.
541 Dies.: ebenda.
542 Burnet, Etienne: L'Alimentation en Tunisie. Arch. de l'Institut de Tunis, t. 27, mars 1938, Nr. 1, S. 89.
543 Sergent, Edmond: Nocivité de la Décoction de Thé noir et innocuité de l'Infusion de Thé vert en Usage dans l'Afrique du Nord. Arch. de l'Institut Pasteur d'Algerie, t. 19, Dec. 1941, Nr. 4, S. 418.
544 Ders.: ebenda, S. 419.
545 Ders.: ebenda, S. 420.
546 Heubner, Wolfgang und Yu-Dschau Li, bei Gross, Franz: a. a. O., S. 4112.
547 Weiss, R. F.: Moderne Pflanzenheilkunde. 3. Auflage, Bad Wörishofen, 1969, S. 123.
548 Ders.: ebenda.
549 Kursanow, A. L.: a. a. O., S. 13.
550 Karl, Josef: Phytotherapie. München, 1970, S. 345.

551 Fischer, Georg: Heilkräuter und Arzneipflanzen. Ulm/Donau, o. J., S. 279.
552 Ukers, William H.: a. a. O., Band I, S. 544.
553 Kursanow, A. L.: a. a. O., S. 23.
554 Miura, bei Explanation of the Tea Research Station, a. a. O., S. 10/11.
555 Kursanow, A. L.: a. a. O., S. 20/21.
556 Sondak, W., bei Kursanow, A. L.: a. a. O., S. 21.
557 Pankratowa, N., bei Kursanow, A. L.: a. a. O., S. 22.
558 Kursanow, A. L.: a. a. O., S. 23.
559 Ders.: ebenda.
560 Rüdiger, Ralf: a. a. O.
561 Schweizerisches Lebensmittelbuch, Band II, S. 5.
562 Ukers, William H.: a. a. O., Band I, S. 524.
563 Ukai, Teiji; Hayashi, Eiichi; Saito, Shigeko; Takamura, Shozo; Inohara, Sumiko; Tamemasa, Osamu; Tao, Atake und Okada, Shoji: The Effect of Green Tea and Related Substances on the Gastrointestinal Absorption of Strontium 90. Journal of Radiation Research, 6—2, 55—63, June 1965.
564 Dies.: ebenda, S. 59.
565 Kursanow, A. L.: a. a. O., S. 44.
566 Blyth, A., bei Ukers, William H.: a. a. O., Band I, S. 509.
567 Goetz, Adolf: a. a. O., S. 10.
568 Gross, Franz: a. a. O., S. 4114.
569 Ders.: ebenda.
570 Tschirch, A., bei Schneider, Alfred: Das grüne Geheimnis (Sonderausgabe der Sammlung: Natur und Wissen). München/Wien/Basel, 1966, S. 114/115.
571 Weiss, R. F.: Lehrbuch der Phytotherapie, a. a. O., S. 13/14.
572 Steinmann, Alfred: a. a. O., S. 4103.
573 Eden, T.: a. a. O., S. 146.
574 Sprecher von Bernegg, Andreas: a. a. O., S. 87.
575 Rüdiger, Ralf: a. a. O.
576 Schleinkofer, Otto F.: a. a. O., S. 101.
577 Encyclopaedia Britannica, a. a. O., S. 862.

578 Ukers, William H.: a. a. O., Band I, S. 544.
579 Simonis, Werner Christian: Genuß aus dem Gift? Stuttgart, 1971, S. 41.
580 Ders.: ebenda, S. 134/135.
581 Ders.: ebenda, S. 42.
582 Ders.: ebenda, S. 44.
583 Ders.: ebenda, S. 45.
584 Fukukita, Yasunosuke: a. a. O., S. 9.
585 Simonis, W. Chr.: a. a. O., S. 51.
586 Ders.: ebenda, S. 45 und 53.
587 Künzler, Friedrich: Der schwarze Tee als Anregungs- und Genußmittel des arbeitenden Menschen. Die Heilkunst, Heft 2, München, Februar 1966, S. 48.
588 Ders.: ebenda.
589 Ders.: ebenda, S. 49.
590 Simonis, W. Chr.: a. a. O., S. 48.
591 Ders.: ebenda, S. 66.
592 Gerhard, Hermann: a. a. O., S. 24.
593 Sprecher von Bernegg, Andreas: a. a. O., S. 213.
594 Cohen Stuart, C. P.: Chineesche Theewaterbronnen. De Thee, VII, 1926, S. 61.
595 Sprecher von Bernegg, Andreas: a. a. O., S. 213.
596 Urtel, Peter Martin: a. a. O., S. 90.
597 Leip, Hans: a. a. O., S. 75.
598 Adrian, Hans G.: Lieben Sie Tee? a. a. O., S. 5.
599 „Über 200 Brotsorten." Freie Presse, Buenos Aires, 5. 1. 1975.
600 „30.000 kilos de pan se tiran diariamente en Alemania." (dpa-Meldung), Freie Presse, Buenos Aires, 8. 8. 1975.
601 A Treasure of the World, Japanese Tea, a. a. O., S. 15.
602 Gessner, Otto: Die Gift- und Arzneipflanzen von Mitteleuropa. Heidelberg, 1953, S. 643.
603 Sprecher von Bernegg, Andreas: a. a. O., S. 299.
604 Ders.: ebenda, S. 300/301.
605 Marques, Julio: a. a. O.
606 Sprecher von Bernegg, Andreas: a. a. O., S. 230.

607 Ders.: ebenda, S. 381 und 365.
608 Ders.: ebenda, S. 371.
609 Ders.: ebenda, S. 392.
610 Ders.: ebenda, S. 397.
611 Ders.: ebenda, S. 398.
612 Ders.: ebenda, S. 393/394.
613 Ders.: ebenda, S. 14.
614 Kempski: Die Teekultur. Berlin, 1923, S. 18.
615 Hung Fu: a. a. O., S. 14—16.
616 Ders.: ebenda.
617 Gocholashvili, M. M.: Testing of the Frost Resistance in some Varieties of the Teabush. Bull. of the Research Institute of the Tea in USSR, Nr. 2, 1932.
618 Untersuchungen über die Alkaloide einiger in Anatolien wildwachsenden Papaverarten. h-g-k-Mitteilungen, Mai 1974, S. 51/52.
619 Zander, Encke, Buchheim: a. a. O., S. 294/295 und 196/197.
620 Sprecher von Bernegg, Andreas: a. a. O., S. 236.
621 Harler, C. R.: a. a. O., S. 209.
622 Iyengar, M. A.: a. a. O.
623 Lu Yü: a. a. O.
624 Sprecher von Bernegg, Andreas: a. a. O., S. 42.
625 Krasnow, A. N., bei Hung Fu: a. a. O., S. 57.
626 Krasniansky, V.: La Culture du Thé. Bruxelles, 1955, S. 44.
627 Sprecher von Bernegg, Andreas: a. a. O., S. 42/43.
628 Ders.: ebenda, S. 42.
629 Ders.: ebenda, S. 224.
630 Schleinkofer, Otto F.: a. a. O., S. 59.
631 Schweinfurth, Ulrich: a. a. O., S. 224/225.
632 Sprecher von Bernegg, Andreas: a. a. O., S. 58.
633 Dupasquier, Paul A.: a. a. O., S. 26.
634 Weiss, R. F.: Lehrbuch der Phytotherapie. a. a. O., S. 205.
635 Zander, Encke, Buchheim: a. a. O., S. 517/518.
636 Schenk, Gustav: a. a. O., S. 92.
637 Ders.: ebenda, S. 93.
638 Ders.: ebenda, S. 94.

639 Könemann, Ewald: Ernte drei Mal durch Mischkulturen. Wien, 1974, S. 15.
640 Ders.: ebenda, S. 117.
641 Sprecher von Bernegg, A.: a. a. O., S. 87/88.
642 Schenk, Gustav: a. a. O., S. 187.
643 Ders.: ebenda.
644 Boas, Friedrich: Dynamische Botanik. München—Berlin, 1942, S. 214.
645 Langerfeldt, J.: Zur Bedeutung chemischer Rassen für die Anbaupraxis. h-g-k-Mitteilungen, Nr. 6, 1975, S. 67.
646 Kursanow, A. L.: a. a. O., S. 9.
647 Harler, C. R.: a. a. O., S. 65.
648 Navajas-Artaza, Pablo: a. a. O.
649 Eden, T.: a. a. O., S. 71.
650 Steinmann, Alfred: a. a. O., S. 4096.
651 Foerster, Juan: Briefliche Mitteilung, 6. 8. 1974.
652 Unger, Erich: a. a. O., S. 16.
653 Bose, J. C.: a. a. O., S. 128 und 130.
654 Marzell, Heinrich: Zauberpflanzen, Hexentränke. Kosmos-Bibliothek, Bd. 241, Stuttgart, 1963, S. 65.
655 Thun, Maria: Anbauversuche über Zusammenhänge zwischen Mondstellungen im Tierkreis und einzelnen Kulturpflanzen. Darmstadt, o. J.
656 Fyfe, Agnes: Die Signatur des Mondes im Pflanzenreich. Stuttgart, 1967, S. 66.
657 Burr, Harold, bei Schrödter, Willy: Pflanzengeheimnisse. Eschwege, 1968, S. 200.
658 Hill, John: Das heilige Kraut . . . Altenburg, 1778, Stuttgart, 1853, Kiel, 1921.
659 Schneider, Alfred: a. a. O., S. 62/63.
660 Sprecher von Bernegg, Andreas: a. a. O., S. 225.
661 Schleinkofer, Otto F.: a. a. O., S. 64.
662 Ders.: ebenda.
663 Steinmann, Alfred: a. a. O., S. 4090.
664 Goubeaux, J.: a. a. O., S. 976.

665 Grzimek, Bernhard: Gequälte Tiere — Unglück für die Landwirtschaft. Das Tier, Nr. 11, November 1973, Bern und Stuttgart, S. 4—11.
666 „Huevos . . ." La Colonia, Mai 1975, Colonia Uruguay.
667 Sprecher von Bernegg, Andreas: a. a. O., S. 195.
668 Ders.: ebenda.
669 Schleinkofer, Otto F.: a. a. O., S. 65.
670 Tompkins, Peter und Bird, Christopher: (siehe Fußnote S. 16), S. 44.
671 Vogel, Marcel, bei Tompkins, P. und Bird, Chr.: a. a. O., S. 43.
672 Ders.: ebenda, S. 47.
673 Suruya, G. W.: Die verborgenen Heilkräfte der Pflanzen. 6. Auflage, Freiburg i. Br., 1960, S. 247.
674 Schleinkofer, Otto F.: a. a. O., S. 65.
675 Ders.: ebenda, S. 44.
676 „Seltsame Teegeschichten." Freie Presse, Buenos Aires, 24. 2. 1965.
677 Schleinkofer, Otto F.: a. a. O., S. 65.
678 Sabelberg, Franz: a. a. O., S. 16 und 50/51.
679 Kempski: a. a. O., S. 50/51.
680 Sprecher von Bernegg, Andreas: a. a. O., S. 41/42.
681 Künzler, Friedrich: a. a. O., S. 48.
682 Hoch, August und Kraepelin, Emil: a. a. O., S. 484.
683 „Ismet soll auch Tee trinken", a. a. O.
684 Harler, C. R.: a. a. O., S. 108.
685 Schweinfurth, Ulrich: a. a. O., S. 228.
686 Blume, H.: a. a. O.
687 Kutsche, Pedro: Die argentinische Teeindustrie, a. a. O.
688 Blume, H.: a. a. O., S. 116.
689 Sprecher von Bernegg, Andreas: a. a. O., S. 238 und 242/243.
690 Schmith, Porter und Stuart: Chinese Materia Medica. Vegetable Kingdom, Shanghai, 1911, Nachdruck: Taipei, 1969, S. 83.
691 „Seltsame Teegeschichten", a. a. O.
692 Lecoq, L.-M.: a. a. O., S. 31.
693 Bernegau: a. a. O., S. 166.
694 Dupasquier, Paul A.: a. a. O., S. 63.

695 Ders.: ebenda, S. 53.
696 Sprecher von Bernegg, Andreas: a. a. O., S. 24/25.
697 Hartwich, bei Sprecher von Bernegg, A.: a. a. O., S. 213.
698 Tschirch, A.: a. a. O., S. 368.
699 Okakura, Kakuzo: a. a. O., S. 25.
700 Ders.: ebenda, S. 33.